WAIKE JIBING HULI SHIJIAN
YU SHOUSHU HULI

外科疾病护理实践
与手术护理

李 婷 等主编

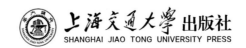

上海交通大学出版社
SHANGHAI JIAO TONG UNIVERSITY PRESS

内容提要

本书内容共分为8章，主要阐述了护理的基本内容及常见外科疾病的护理。护理基础内容包括护理信息学、护理信息化和智能护理及手术前、手术中、手术后的护理；另外在论述各科（普外科、神经外科、心胸外科、泌尿外科、骨科）疾病诊断和治疗的基础上，详细阐述了外科疾病各方面的护理；最后简单概述了器官移植患者的护理。本书既可以作为临床护理人员的参考用书，也可作为医学院在校医学生的学习资料。

图书在版编目（CIP）数据

外科疾病护理实践与手术护理 / 李婷等主编. --
上海：上海交通大学出版社，2021
ISBN 978-7-313-25313-2

Ⅰ. ①外… Ⅱ. ①李… Ⅲ. ①外科－疾病－护理②外
科手术－护理 Ⅳ. ①R473.6

中国版本图书馆CIP数据核字（2021）第174720号

外科疾病护理实践与手术护理
WAIKE JIBING HULI SHIJIAN YU SHOUSHU HULI

主　　编：李　婷　等

出版发行：上海交通大学出版社　　　　　　　地　　址：上海市番禺路951号

邮政编码：200030　　　　　　　　　　　　电　　话：021-64071208

印　　制：广东虎彩云印刷有限公司

开　　本：710mm×1000mm 1/16　　　　　经　　销：全国新华书店

字　　数：244千字　　　　　　　　　　　　印　　张：14

版　　次：2023年1月第1版　　　　　　　　插　　页：2

书　　号：ISBN 978-7-313-25313-2　　　　　印　　次：2023年1月第1次印刷

定　　价：198.00元

编委会

主　编

李　婷　胡修翠　张红方　侯双凤

韩　颖　李　康　金　玲

副主编

伍永莎　龚　芳　牛继娜　王海霞

王　娟　蔡于勤

编　委（按姓氏笔画排序）

王　娟　王春景　王海霞　牛继娜

巩蕊蕊　伍永莎　孙瑞磊　李　捷

李　康　李　婷　张　丹　张红方

金　玲　胡修翠　侯双凤　龚　芳

康　娟　韩　颖　蔡于勤

主编简介

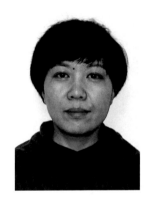

李婷

女，1974年生，副主任护师。毕业于淄博卫校护理专业，现就职于山东省淄博市第一医院介入治疗科，现任淄博市抗癌协会泌尿系男性生殖系肿瘤专业委员会委员、淄博市医学会心血管内科专业委员会介入护理学组委员、淄博市医学会神经介入学组委员。主要从事急救护理，外科护理及介入相关的护理。发表论文6篇，出版著作2部。

医学的高速发展,推动着护理事业正以前所未有的速度向前迈进。护理已由过去单纯的疾病护理转变为以人为中心、以护理程序为框架的责任制整体护理,且护理工作内容划分也越来越精细。在临床护理工作中,护理人员掌握临床护理评估技能的重要性日益凸显,正确运用护理评估技能,全面收集、整理和分析服务对象的健康资料是执行护理程序的关键环节。但目前我们缺乏具有护理学专业特点、符合临床护理工作需求、针对性强的护理评估实用书籍。鉴于此,我们组织了一批临床护理实践经验丰富的专家编写了《外科疾病护理实践与手术护理》一书。在编写过程中,编者在参阅了国内外有关教材和专著的基础上,并结合了国内的具体形式及临床实践经验,在内容选择及编写上特别注重体现"以人为本"和临床实际需求,不仅强调必须掌握的基础理论、基本知识和基本技能,也反映临床护理的新进展、新技术,故具有实用性、先进性、广泛性和系统性。

本书内容共分为8章,主要阐述了护理的基本内容及常见外科疾病的护理。护理基础内容包括护理信息学、护理信息化和智能护理及手术前、手术中、手术后的护理;另外在论述各科(普外科、神经外科、心胸外科、泌尿外科、骨科)疾病诊断和治疗的基础上,详细阐述了外科疾病各方面的护理;最后简单概述了器官移植患者的护理。本书编写的指导思想是:以适应社会对21世纪护理专科人才的需要为宗旨,以培养专科护士的综合素质为目标,使理论知识与临床护理有机结合。本书的主要特色是:①内容丰富、实用、覆盖广,在编写内容上,根据专科护士应具备的职业素养,对本书的内容进行了精选和整合。②结构框架分明、条理清晰,理论与临床兼备。本书各部分内容相对独立成章,也有交叉渗透。③题材新颖,契合临床。既有助于提高学生自主学习的兴趣,也与临床紧密相连。本书既可以作为临床护理人员的参考用书,也可作为医学院在校医学生的学习资料。

本书由于编写时间仓促和编者的水平所限,疏漏和不妥之处在所难免。我们真诚地期望广大护理同仁予以斧正,以便进一步修订和完善。

《外科疾病护理实践与手术护理》编委会

2021 年 2 月

Contents 目录

第一章　概述 ……………………………………………………………………………… （1）

　　第一节　护理信息学 ……………………………………………………………… （1）

　　第二节　护理信息化 ……………………………………………………………… （5）

　　第三节　智能护理 ………………………………………………………………… （14）

第二章　围术期护理 ……………………………………………………………………… （19）

　　第一节　术前护理 ………………………………………………………………… （19）

　　第二节　术中护理 ………………………………………………………………… （28）

　　第三节　术后护理 ………………………………………………………………… （37）

第三章　普外科护理 ……………………………………………………………………… （49）

　　第一节　原发性肝癌 ……………………………………………………………… （49）

　　第二节　胆石症 …………………………………………………………………… （54）

　　第三节　胰腺炎 …………………………………………………………………… （60）

　　第四节　急性阑尾炎 ……………………………………………………………… （68）

　　第五节　结肠损伤 ………………………………………………………………… （73）

　　第六节　大肠癌 …………………………………………………………………… （80）

第四章　神经外科护理 …………………………………………………………………… （89）

　　第一节　脑血管病变 ……………………………………………………………… （89）

　　第二节　颅脑损伤 ………………………………………………………………… （95）

　　第三节　颅内肿瘤 ………………………………………………………………… （103）

第四节　脊髓肿瘤 ························· (112)

第五章　心胸外科护理 ························· (117)

第一节　冠状动脉粥样硬化性心脏病 ········· (117)

第二节　法洛四联症 ························· (119)

第三节　食管癌 ························· (124)

第四节　肺癌 ························· (131)

第六章　泌尿外科护理 ························· (140)

第一节　泌尿系统结核 ························· (140)

第二节　前列腺和精囊结核 ················· (150)

第三节　前列腺癌 ························· (151)

第四节　膀胱肿瘤 ························· (157)

第五节　肾肿瘤 ························· (163)

第七章　骨科护理 ························· (170)

第一节　脊髓损伤 ························· (170)

第二节　骨盆骨折 ························· (175)

第三节　关节脱位 ························· (179)

第四节　骨与关节感染 ························· (182)

第五节　骨肿瘤 ························· (189)

第八章　器官移植患者的护理 ············· (201)

第一节　肝移植患者的护理 ················· (201)

第二节　肾移植患者的护理 ················· (210)

参考文献 ························· (219)

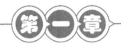

概　述

第一节　护理信息学

一、概述

（一）医学信息学

医学信息学也称健康医疗信息学。美国国家卫生信息技术协调办公室对医学信息学的定义是：信息科学和技术在医学教育、实践和研究，以及患者治疗和健康管理中的应用，应用范围包括所有类型医学数据的采集、处理、组织、理解、存储、使用和通信。

医学信息学分为健康信息管理、护理信息学、放射信息学、牙科信息学、营养信息学、兽医信息学等子学科，如图 1-1 所示。

（二）护理信息学

护理信息学作为医学信息学的分支之一，美国护理学会给出的定义是：护理科学与多种信息管理和分析科学的整合，在护理实践中实现对数据、信息、知识进行识别、定义、管理和传递。护理信息学为护士、患者、消费者、跨学科医疗团队和相关利益方提供决策支持，使之能够达到各自的期望结果。这种支持基于信息结构、信息处理和信息技术的应用。

在对上述护理信息学定义的理解中，需要关注以下 3 点。

1.护理信息学是交叉学科

护理科学与计算机科学、信息科学结合，利用先进的科技实现了护理信息化和智能化的应用发展。随着信息技术的快速发展，物联网、云计算、大数据、人工智能等新兴技术与现代护理学的整合,必将促进护理学术与技术的发展。

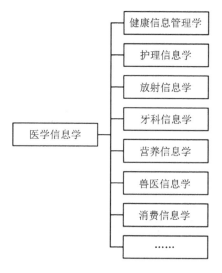

图 1-1　医学信息学的分支学科

2.信息学提升护理学水平

通过信息学的应用,数据转化为信息、升级为知识、升华为智慧,随着其复杂程度的增加,能实现更安全、高效和智能的护理服务。本节介绍的智能护理是在信息应用的基础上,实现知识应用,部分达到智能应用的水平。

3.信息标准是信息学的基础

信息结构是指信息的结构化表达,即信息标准,如常用的 ICD 编码、卫生信息数据元目录、电子病历基本数据集等。信息处理是指通过计算机系统对数据和信息进行处理和应用,结构和标准是信息处理的前提。

自从 20 世纪 80 年代首次提出护理信息学概念以来,随着信息科学的发展,护理信息学的概念和定义也在与时俱进。从早期"护理所有领域中计算机技术的应用",到现在"护理科学与多种信息管理和分析科学的整合,在护理实践中实现对数据、信息、知识和智慧进行识别、定义、管理和传递",这种改变体现了信息科学与护理科学的深度融合。

二、信息标准

(一)标准

国家标准 GB 3935.1-83《标准化基本术语》中指出:标准是对重复性事物和概念所做的统一规定。它以科学、技术和实践经验的综合成果为基础,经有关方面协商一致,由主管机构批准,以特定形式发布,作为共同遵守的准则和依据。

在护理活动中会产生大量的数据信息,如患者体温、脉搏、血压、护理记录、医嘱和护嘱等。这些数据信息具有不同的类型和表示形式,如数值、符号、文字、图像和声音等。人类可以靠经验和知识对数据信息作出判断,而在计算机系统中则需要对数据信息进行定义、分类和编码,使计算机系统能够对其进行识别和处理。并制订统一的规范,从而形成信息标准。

信息标准是为信息科学研究、信息产品生产、信息管理等所制订的各类规范和准则。

医疗卫生信息标准是指在医疗卫生事务处理过程中,信息采集、传输、交换和利用时所采用的统一的规则、概念、名词、术语、代码和技术,包括信息表达标准和信息技术标准。

医疗卫生信息标准通常分为五大类,共同构成卫生信息标准体系,如图 1-2 所示。

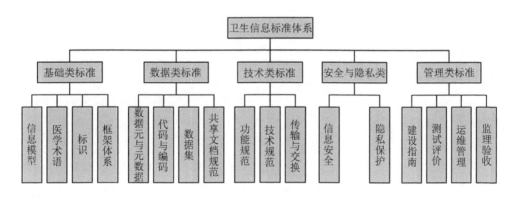

图 1-2 医疗卫生信息标准分类

1.基础类标准

基础类标准包括信息模型、术语、标识和体系结构标准规范。

2.数据类标准

数据类标准包括元数据和数据元、分类与编码、数据集和共享文档标准规范。

3.技术类标准

技术类标准包括功能、技术、传输与交换标准规范。

4.安全与隐私类标准

安全与隐私类标准包括信息安全、隐私保护标准规范。

5.管理类标准

管理类标准包括建设指南、测试评价、运维管理、监理验收等。

(二)术语

术语是指专门学科的专门用语。人们用来描述情况的词语不同,词语的含义也各不相同,因此在科学活动中,需要制订一套一致同意的用语来描述一个事物或过程。有了标准规范的术语,才能有效实现数据的处理、分析和应用。临床术语用于描述临床疾病和护理过程,一个词语代表一些明确的临床概念,如"急性阑尾炎""胫骨"或"青霉素"。

(三)编码

为术语分配独立的字符(字母或数字)代码,这就是产生编码的过程。编码是将事物或概念(统称编码对象)赋予一定规律、易于计算机和人识别处理的符号,这个符号就称为代码值。编码的内容包括编码的方法、代码的表示、代码的赋值。编码的作用如下。①标识:是把编码对象彼此区分,保持唯一性;②分类:是对编码对象进行区分归类;③参照:参照的作用体现在不同系统之间的编码对照。

(四)分类

分类是根据信息编码的属性或特征,将分类对象按一定的原则和方法进行区分和归类,建立起一定的分类体系和排列顺序,以便能够在大量的术语代码中准确和快速定位所需要的代码。分类有两个要素,即分类对象和分类依据,分类依据取决于分类对象的属性或特征。

术语、编码和分类是医学信息学的重要基础内容。从医学概念提炼医学术语,再为术语赋予唯一编码标识并建立分类体系,形成了信息结构化的基本过程。术语、编码和分类为医学信息标准化提供了基础,但要用于临床诊疗、医学研究还要涉及下面介绍的数据元和数据集。

(五)数据元

属性是指一个事物的特征、特性,通常一个事物具有多个属性。数据元是由一组属性规定其定义、标识、表示和允许值的数据单元。数据元是信息处理的基本元素,如病案号、住院号、采血部位代码、血糖值、药物疗程、药物通用名等都是一个数据元。

卫生信息数据元的属性包括 5 类 22 项,但常用的主要有标识符、名称、定义、数据类型、表示格式和允许值。

数据元的产生通常有两种途径:①根据业务数据采集表单的内容编制。

②通过信息模型提炼。数据元的名称和定义应参考术语标准,标识符则需按照编码规范确定。

医疗卫生行业涉及大量的信息数据元,将一个领域中的数据元汇编成数据元目录,供领域范围内不同的应用使用。2011 年国家颁布了 WS 363-2011《卫生信息数据元目录》,该目录共分 17 部分,汇集了 1 400 多项数据元。随着卫生业务的发展,卫生信息数据元的范围和内容也在发生变化,需要适时进行修改、补充和完善。

(六)数据集

数据集是指具有一定主题,可以标识并可以被计算机化处理的数据集合。WS 363-2011《卫生信息数据元目录》的发布,使得卫生领域内的不同业务应用有了可参照的标准数据元。通过提取数据元目录中的相关数据元,组成某一业务应用的数据集,实现该业务应用的数据标准化。在 WS 363-2011《卫生信息数据元目录》的指导下,国家卫生部门先后发布了 WS 365-2011《城乡居民健康档案基本数据集》、WS 445-2014《电子病历基本数据集》、WS 371-2012《基本信息基本数据集》、WS 375-2012《疾病控制基本数据集》等 10 多个基本数据集。

WS 445-2014《电子病历基本数据集》由病历概要、门(急)诊病历、门(急)诊处方、检验检查记录、一般治疗处置记录、助产记录、护理操作记录、护理评估与计划、知情告知信息、住院病案首页、中医住院病案首页、入院记录、住院病程记录、住院医嘱、出院小结、转诊(院)记录、医疗机构信息 17 部分组成,适用于各级医院的医疗护理。近年来,国家卫生部门开展了医院信息标准符合性测试,要求医院的数据信息格式必须符合 WS 445-2014《电子病历基本数据集》等国家标准的要求。

第二节 护理信息化

一、概述

医院信息系统(hospital information system,HIS)是医院信息化建设的核心,是医院临床诊疗和运营管理的基础设施和技术支撑。

HIS 在国内的应用最早可以追溯到 20 世纪 80 年代,其技术特征是以小型机、微机、DOS 操作系统、BASIC 或 FORTRAN 编程语言为主的单机应用系统，用于收费管理、病案管理和医务统计等医疗管理业务。20 世纪 90 年代，特别是国家"三金工程"（金桥、金卡、金关）的实施，推动国内 HIS 进入起步发展阶段。该阶段的主要技术特征是快速以太网、高性能微机服务器、Windows 操作系统和大型关系型数据库的应用。网络版的 HIS，包括门诊挂号、入出转管理、医师护士工作站、收费管理、药房管理等系统的应用，实现了全院级医疗管理业务的数据互用和业务互联。

进入 21 世纪，国内 HIS 开始从医疗信息管理向临床信息应用演进，围绕临床诊疗管理和应用的电子病历系统、医学影像归档与传输系统、实验室管理系统、手术麻醉管理系统、心电信息系统等临床信息系统，在国内医院逐步得到应用。电子病历系统以其在临床诊疗过程中的核心位置，成为临床信息系统的中心。HIS 以电子病历系统为中心，覆盖和连接其他临床信息系统和相关管理信息系统，提高了临床管理的功能和效率。这一阶段 HIS 的技术特征是数据互通和系统整合应用。

随着 HIS 的发展，HIS 涵盖的业务越来越多、体量也越来越大，系统间的互联互通成为制约 HIS 发展的主要问题。2011 年国家卫生健康委员会印发了《基于电子病历的医院信息平台建设技术解决方案》，提出基于电子病历的医院信息平台架构模型和临床数据中心建设方案，国内医院开始采用集成技术对 HIS 进行升级改造。

近年来，互联网、云计算、物联网、大数据和人工智能等新兴信息技术的发展和应用，有力推进了医院信息化建设的发展。"互联网＋医疗"构建了医疗新业态，手机预约挂号、结算支付、结果查询和寻医问诊等服务大大改善了患者的就医体验。大数据和人工智能应用创建的医疗护理新模式，使患者能够获得具有个性化、精准化的诊疗服务。

2018 年 4 月国家卫生健康委员会发布了《全国医院信息化建设标准与规范（试行）》，提出了医院信息化业务应用、信息平台和新兴技术应用共 142 项建设指标，对医院信息化建设提出了更高的要求。

护理信息化是医院信息化的重要组成部分，也是最早起步的医院信息化应用之一。护理信息化经历了 20 多年的发展，从早期的协助病房护士完成护理管理、床位管理、医嘱处理、费用管理等日常工作管理，发展到今天患者生命体征自动采集、护理文书自动生成、护理质量闭环管理等智能化应用，有效改善了护理服务质量、提高了护士的工作效率。目前护理信息化正在向着专业化、移动化、智能化的方向发展,护士信息管理系统已经从一个从属于 HIS 的单一子模块发展成为一个整合护士工作站、护理病历、护理管理、移动护理、护理计划和护理任务的专业化临床护理信息系统。

二、护理信息化的应用

(一)护理信息系统

护理信息系统是指护理人员在患者护理过程中产生的所有电子信息的一个有机整体,是能对患者的医疗护理执行信息和护理人员的护理相关信息进行收集、存储和处理的信息系统。该系统在临床护理中形成全过程的护理专业化信息记录,使管理人员在系统中形成护理质控闭环,从而不断改进和提高护理质量。

临床护理信息系统结合临床医学和护理学的专业医学知识,以临床护理操作规范和护理文书书写规范为框架,运用计算机软件技术和移动通信技术记录护理数据,并将患者数据、医嘱数据和护理数据进行分析研究,使患者在治疗过程中得到更好的优质护理服务。

护理信息系统可分为护理服务和护理管理两个主要部分。①护理服务:包括护理临床业务的主要应用,为护士的日常临床护理工作提供信息化支持。②护理管理:包括护理管理业务的主要应用,为科室或护理单元的护理管理工作提供信息化支持。

护理信息系统的主要功能包括:护理医嘱执行、护理电子记录、输液管理、患者和床位管理、护理交班、护理不良事件上报、危急值处理、护理质控、护理排班、护士绩效管理等功能,如图 1-3 所示。

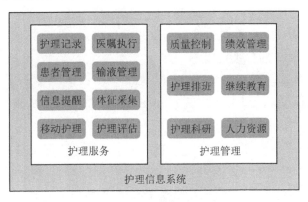

图 1-3　护理信息系统的主要功能

（二）护理信息化进程

图1-4展示了国内医院护理信息化的发展进程，从早期只有基本护理管理功能的护士工作站，经历移动护理实现患者床旁信息管理，到目前智能护理已经成为护理信息化发展的方向。当人工智能迅速发展并与护理业务高度融合后，护理信息化将进入智能护理的高级阶段——智慧护理。

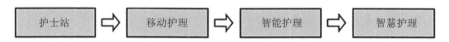

图1-4 医院护理信息化的发展进程

1997年我国卫生健康委员会印发了《医院信息系统（HIS）软件基本功能规范》（卫计算发〔1998〕第1号）。在这个规范中，护士工作站还没有作为一个独立的信息系统，病区护理管理的相关功能分别设置在病房床位管理软件、住院患者收费管理软件、住院患者医嘱处理软件之中。

2002年在《医院信息系统（HIS）软件基本功能规范》的基础上，卫生健康委员会印发了《医院信息系统基本功能规范》，该规范根据以患者为中心的服务宗旨，增加了以医师工作站、护士工作站等组成的临床信息系统。护士工作站成了HIS的重要组成部分，其基本功能主要包括：床位管理、医嘱管理、护理管理和费用管理等。

移动护理的应用，在国内起源于2002年左右，通过应用无线局域网和手持PDA进行患者床旁信息核对、查询和采集，解决了从护理工作站到患者床旁的"最后50 m"的问题。随后患者体征、心电、影像等的床旁无线采集也成为移动护理的常用功能，有效地提高和改善了护士的工作效率、护理质量。随着移动护理技术的日渐成熟，以及移动护理应用效果的显现，国内医院移动护理的应用率不断提高，成为HIS的标准配置。

2018年4月国家卫生健康委员会发布《全国医院信息化建设标准与规范（试行）》，将护理信息化列为医疗服务（护理服务）和护理管理两大类别。护理服务的主要内容包括：护理记录、医嘱执行、输液管理、护理信息提醒、床位管理、患者识别、体征采集、护理评估，以及应用移动技术提升护理服务能力。护理管理的主要内容是护理质量各要素的计划、组织、协调和控制，使护理过程符合标准要求，还包括护理人力资源管理、继续教育管理和护理绩效管理等。

三、护理信息化技术

近年来随着科学技术的迅猛发展，以移动互联网、云计算、大数据、物联网、人工智能为代表的新兴信息技术,对科技、社会和经济的发展起到极大的推动作用,是继计算机信息技术革命以来的又一次科技革命。智能护理信息化技术是指在现有护理信息化技术的基础上,充分应用新兴信息技术,达到新兴信息技术与护理科学的高度融合,实现护理服务和护理管理模式的智能化创新发展。

(一)计算机网络技术

通信技术与计算机技术相结合为计算机网络技术。计算机网络是按照网络协议,将地球上分散的、独立的计算机相互连接的集合。连接介质可以是电缆、双绞线、光纤、微波、载波或通信卫星。计算机网络具有共享硬件、软件和数据资源的功能,具有对共享资源集中处理、管理和维护的能力。

计算机网络的基础是网络协议。目前使用最普遍的是 TCP/IP 通信协议。TCP/IP 通信协议可以使不同硬件结构、不同软件操作系统的计算机之间相互通信,成为局域网和 Internet 的通信协议标准。TCP/IP 协议套件包括传输控制协议(TCP)、互联网协议(IP)、应用层协议等,所有这些协议相互配合,实现网络上的信息通信。

计算机网络一般划分为:局域网、广域网和城域网。

1.局域网

涉辖范围一般在 10 km 以内,属于一个部门或一组群体组建的小范围网,通常医院的计算机网络属于局域网。

2.广域网

涉辖范围大,一般从几十千米至几万千米,如区域、国家或洲际网络。

3.城域网

介于局域网和广域网之间,其范围通常覆盖一个城市或地区,涉辖范围从几十千米到上百千米。

图 1-5 是医院计算机局域网的结构图。医院局域网通常采用 3 层结构(核心层、汇聚层和接入层)。①核心层:是网络中枢,其网络核心交换机设备通常设置在医院网络中心,HIS 服务器直接接入核心交换机。②接入层:连接 HIS 用户端的计算机,接入层交换机设在各楼层的接入机房。③汇聚层:介于核心层和接入层之间,起到汇聚、传输和分发的作用,汇聚层交换机设在各楼层的汇聚机房。WiFi 无线网络的 AP 等设备,根据带宽需要可从汇聚层或接入层接入医院局域网,构成医院无线局域网,为移动设备提供连接。其他类型的网络,如互联网、城域网等都可以通过路由器等设备与医院局域网连接。

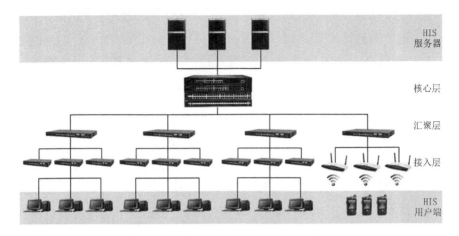

图 1-5 医院局域网

(二)生物传感技术

随着微电子技术和材料物理学的发展,微处理器与传感器技术有机结合,产生了功能强大的智能传感器。所谓智能传感器,就是嵌入微处理器,兼有信息监测、信号处理、记忆与逻辑思维、判断能力的传感器复合组件(图 1-6)。

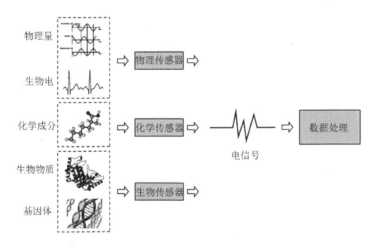

图 1-6 生物传感器原理

(三)云计算技术

云计算是分布式处理、并行处理和网格计算的发展。云计算以一种新型的共享基础架构方法,将所有的计算资源集中管理,并以网络的方式向用户提供 IT 资源服务。

云计算按照服务类型可以分为 3 类：基础设施即服务（infrastructure-as-a-service，IaaS）、平台即服务（platform-as-a-service，PaaS）、软件即服务（software-as-a-service，SaaS），如图 1-7 所示。

图 1-7 的左侧一列表示信息系统运行所需要的计算机网络和软硬件资源。在云计算中，这些网络和软硬件资源可以通过云计算技术向用户提供，而无须像目前这样由用户自行建设。IaaS 包括虚拟化、服务器、存储器和网络服务；PaaS 包括 IaaS 服务以及操作系统、中间件和软件运行服务；SaaS 包括 IaaS、PaaS、数据和应用软件服务。用户可以根据自身的需求购买或租用相应服务，从而有效降低用户建设、管理和维护的成本。

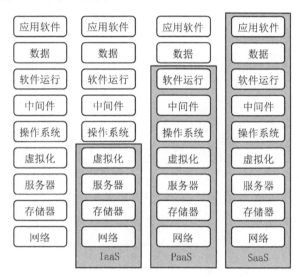

图 1-7 云计算提供的三类云服务

云计算的主要特征。①资源动态配置：云计算可以根据用户的需求动态增配或释放物理和虚拟资源，实现资源的弹性供给。②需求服务自助化：云计算为用户提供自助化的资源服务，用户可以采用自助的方式选择服务项目和资源。③云计算以网络为中心，并通过网络向用户提供服务，从而使得云计算服务无处不在。④服务可计量化：即资源的使用可被检测和控制，是一种付费使用的服务模式。⑤资源的池化和透明化：在云计算中所有资源被统一管理和调度，形成"资源池"，同时资源是透明的，用户无须了解其内部结构，按需使用即可。

云计算又分为公有云和私有云。①公有云：通常是指由云服务商建立、管理，向公众用户提供的云服务，一般通过互联网使用。②私有云：是指企业自己建立和使用的云,它的服务对象是企业内部人员或分支机构。私有云的部署适合于有众多分支机构的大型企业或政府部门。

(四)大数据技术

大数据技术包括采集、存储、清洗、挖掘和可视化技术等相关技术,这些相关技术分别解决大数据各个阶段的技术需求,如图1-8所示。

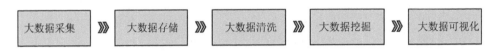

图1-8　大数据相关技术

大数据是指那些采用传统技术无法处理和分析的数据。为了获取大数据中的价值,必须选择另一种方式来处理它。大数据具有4V的特点,即volume(大量)、variety(多样)、velocity(高速)、veracity(可信)。大数据的计量单位从目前常用的TB(240 bytes)扩展到PB(250 bytes),甚至ZB(270 bytes),且数据量还在以每年50%的速度增加。

在传统数据时代,数据分析采用的是随机抽样方法,即通过从调查对象中抽取一部分样本进行分析,并以分析结果对总体特征作出具有一定可靠度的估计与推断。随机抽样方法可以从最少的数据获得最多的信息。抽样分析结果的精确性取决于抽样的随机性,一旦抽样过程受到主观因素影响,分析结果就会相差甚远。由于随机抽样方法的局限性,当人们需要了解更深层次的细分领域的情况时,随机抽样的方法就不可取了,这个在宏观领域起作用的方法在微观领域失去了作用。

在大数据时代,数据分析采用的是全数据模式,即样本=总体,既可以收集全面而且完整的海量数据,又具备强大的数据处理和存储能力。全数据模式是指无须采用随机抽样分析这样的捷径,而是采用所有数据进行分析的方法。大数据的分析结果具有很高的可信度和商业价值,因此主要用于预测、决策和分析等用途。

在大数据中,结构化数据只占15%左右,其余的85%都是非结构化或半结构化数据,大数据需要解决半结构化和非结构化数据的高效处理问题。需要使用非传统的工具对大量的结构化、半结构化和非结构化数据进行处理,采用适合不同行业的大数据挖掘分析工具和开发环境,从而获得分析和预测结果的一系列数据处理技术。

(五)物联网技术

物联网是指任何时刻、任何地点、任意物体之间互联。物联网技术是基于 RFID(radio frequency identification)技术、传感器技术、智能终端技术、人工智能技术、无线通信技术等的应用。物联网是在互联网基础上的延伸和扩展,通过信息传感设备,按照约定的协议把任何物品与互联网连接起来,进行信息交换和通讯,以实现智能化识别、定位、跟踪、监控和管理的一种网络。

物联网结构包括 3 个部分,即感知层、网络层和应用层。

1. 感知层

执行信息采集和转换,通过各类生物医学传感感测人体信息,并将其转换为电信号或其他所需形式的信息输出。

2. 网络层

承担信息的传输,包括互联网、移动互联网、移动通信网、无线网络、卫星通信和 GPS 定位系统等,这些网络相互交织构成一个无所不在、无处不达的巨大网络。

3. 应用层

实现信息的存储、分析、处理和应用,由传感器采集的患者数据信息通过网络层传输到应用层的相关应用系统中,实现对该数据信息的处理和应用。

医疗物联网的特点在于连接的物体与医疗相关,包括医护人员和患者的标识、计算机终端、医疗器械、药品、医疗仪器、可穿戴医疗设备等。这些物体是医疗过程的一个终端、一个节点或一个对象,在医疗过程中能够产生、采集、处理数据,对这些物体的连接、监测和控制能实现对医疗过程的智能化管理。

(六)人工智能技术

人工智能是指研究、开发用于模拟、延伸和扩展人的智能的理论、方法、技术及应用系统的一门新的技术科学。

人工智能是计算机科学的一个分支,它试图了解智能的实质,并生产出一种新的能以人类智能相似的方式作出反应的智能机器,该领域的研究内容包括机器人、语言识别、图像识别、自然语言处理和专家系统等。

人工智能是对人意识和思维信息过程的模拟,不是人的智能,但能像人那样思考,也可能超越人的智能。人工智能的理论和技术日益成熟,应用领域也不断扩大,目前在健康医疗中的应用主要集中在诊断治疗、电子病历、医学影像、健康管理、新药研发和医疗机器人等方面。

人工智能在医学领域的研究和应用有着非常广阔的前景。基于大数据、云计算、物联网,以及超级计算和先进算法的人工智能技术,将创造全新的医学模式,并在解决当今困扰人类社会的健康医疗问题上发挥重要作用。

第三节 智 能 护 理

一、概述

智能护理是人工智能在护理领域的应用,结合云计算、大数据、移动互联网、物联网等新兴信息技术的应用,形成的智能化的护理服务和护理管理新模式。

智能护理通过人与物的互联、信息数据的共享、辅助决策的智能,实现医疗、护理信息的智能感知、监控、分析、操作和展示,使护理更精准化、个性化、智慧化,成为护理工作的得力助手。

智能护理的应用发展是渐进式的,由浅入深,由局部到全局,从护理的辅助业务向护理的核心业务发展。智能护理需要医院信息化的支撑,完善的医院信息化建设是实现智能护理的基础。智能护理也是智慧医院建设的重要内容,是智能医疗的组成部分,应统筹建设、协调发展。

简单地将新兴信息技术叠加在现有护理业务和流程之上是行不通的,必须考虑改变或创新护理实践及流程,实现护理业务与信息技术的融合。护士作为护理业务的主体,应主动参与智能护理的研究和应用,在将新兴信息技术用于现有护理服务和管理的优化和创新方面进行积极探讨和实践的同时,以信息化、智能化促进护理学科的持续发展。

二、意义作用

(一)落实国家政策

2016 年国家卫生计生委印发《全国护理事业发展规划(2016－2020 年)》(以下简称《发展规划》)。《发展规划》要求:"十三五"时期需要加大护理服务供给,推进优质护理服务资源合理配置,提高基层护理服务能力,为全面实现小康社会奠定健康基础。《发展规划》指出:"十三五"时期,云计算、大数据、移动互联网、物联网等信息技术快速发展,必将推动护理服务模式和管理模式的转变,为优化护理服务流程、提高护理服务效率、改善护理服务体验、实现科学护理管理创造有利条件。

2015年国家卫生计生委发布《关于进一步深化优质护理、改善护理服务的通知》,提出要进一步强化护理服务意识,提高护理服务水平,惠及更多患者。要求护理工作要明确服务职责、创新服务形式、优化护理流程、规范护理行为、落实整体护理、加强护患沟通、改善护理服务。

基于新兴信息技术应用的智能护理,将推动我国护理服务模式和管理模式的创新发展,落实国家对护理事业发展的规划和要求,为实现我国护理事业发展的目标发挥着重要作用。

(二)满足社会需求

社会的进步发展和人民群众不断提高的健康期望,对护理服务提出了更高的要求。随着社会进入老龄化阶段,以及慢性疾病人数增加,也对护理服务提出了更高的要求。统计数据显示,截至2017年底,我国60岁及以上老年人口已达2.41亿人,占总人口的17.3%(国际标准占比为7%)。伴随人口老龄化进程加快及居民生活方式的改变,肿瘤、糖尿病、高血压、高血脂、慢性肾病等慢性疾病发病率明显提高,我国的慢性疾病发病人数约为3亿。

智能护理的应用将拓展护理服务领域。服务范围从医疗机构向基层、社区和家庭拓展,服务内容从疾病临床治疗向慢性疾病管理、老年护理、长期照护、康复促进、安宁疗护等方面延伸,满足人民群众日益多样化、多层次的健康需求。

(三)拓展护理资源

护理资源不足是国内护理事业发展的短板,世界上大多数国家的护士占总人口的比例约为5‰,而我国只有2.36‰。根据世界卫生组织统计,全球人均拥有护士数量最多的是挪威,每千人中护士数量达17.27人,欧盟制定的基本标准为8人以上,而美国和日本分别为9.8人和11.49人。我国护士在数量和质量上存在双重短缺,而且不同地区差距明显,1/3的农村地区千人中注册护士数量不足1人。

智慧护理的应用,不但大大减少了护理信息的人工操作,而且实现了护理信息的智能化处理,使得信息的获取、传递、分析和应用更高效、快捷、准确。如果说早期的护士工作站实现了护理信息的计算机化处理,那么智能护理系统则实现了护理信息的智能化应用。智能护理能够将人工参与的操作减少到最低,帮助护士从繁重的事务处理中解放出来,而专注于患者的护理服务。

(四)改善护理质量

护理质量管理是指按照护理质量形成过程和规律,对构成护理质量的各个要素进行计划、组织、协调和控制,以保证护理服务达到规定的标准和满足服务对象的需要。采用PDCA闭环管理技术,建立科学、高效、精细的管理方法,实现高水平的护理质量管理。

智能护理能够通过对患者诊疗信息的全程监控与分析,实现对护理质量的有效管理。智能护理连接护理的全过程信息,对这些产生于各个医疗护理节点的信息进行分析处理,构成了护理信息的闭环管理。智能护理通过医院信息平台的数据共享机制,获取与护理质量相关的患者诊疗数据,包括诊断、病程记录、检查检验结果、用药、治疗等数据信息,并参与到护理质量的分析评价中。护理信息的闭环与诊疗信息的共享,显著提升了护理质量管理的水平。

三、主要应用

(一)患者信息的智能感知

智能生物传感器、医疗物联网等技术的应用,使得护士能够在第一时间获取患者的生命体征、生活状态、地理位置等数据信息,了解和掌握实施护理的第一手资料,并给予及时快速的干预和处置。与传统护理不同,这种患者数据的获取不受地理和时间的限制,能够实现授权共享,显著提高了对危急患者的救治能力。

作为智能感知的主要应用,智能生命体征监测系统已较多地应用于病区护理中。患者佩戴智能传感器,系统自动识别患者的医嘱信息,按照医嘱的监测时间和次数对患者的体温、血压、脉搏和血氧饱和度等数据进行自动采集,将数据实时传输和存入智能护理系统,并在护士站电脑或护理掌上电脑上显示和预警。

(二)护理信息的智能应用

新兴信息技术的应用,创新了护理信息记录、查询、检索、核查和分析等处理能力,实现对护理信息的全方位感知、全参数处理、全过程监控、全视图浏览、全信息应用。例如,智能化护理记录将具有智能录入、智能生成、智能评估、智能提醒、智能示踪、智能展示等先进功能,帮助护士从日常繁杂的护理记录事务中解放出来。

临床护理智能显示平台以整体护理模式为框架,集成了护理信息系统、临床信息系统、医学影像信息系统和检验信息系统等数据,通过数据自动解析、分类和结构化显示。在一个界面中显示病区动态、常规护理、专科护理、患者状态、风险评估、责任制分组和备忘栏版块等内容,用于医护临床交班。该平台的应用有效地提升了医护交班的效率和质量,降低了护理不良事件的发生。

(三)护理服务的精准实施

基于新兴信息技术的智能护理服务,实现了传统的"人工"护理模式向"人工+智能"护理模式的创新跨越。"人工+智能"护理模式突破了人(护士)的局限,具有"人工"护理模式无法达到的护理服务能力。

智能输液管理是精准护理服务的一个典型例子。病区输液占用了大量的护理时间,也困扰着患者。基于医疗物联网开发的病区智能输液系统,通过液量传感、电子标签、移动网络和数据交互共享等技术,实现了药物核对、标签打印、配液管理、注射核对、液量监控、护患沟通、护士处置(结束或接瓶)的全程智能化管理。既减轻了护士护理的工作量,又改善了患者体验。

(四)护理质量的精细管理

2018年国家卫生健康委员会发布的《全国医院信息化建设标准与规范(试行)》,要求护理质量管理必须具备护理质控知识库设置、计划设置、考评点设置、整改计划设置、质控目标任务分解、质控监控规则设置、临床数据集成与调阅、质量考评结果统计分析、护理人员资质管理等功能。智能护理通过医疗物联网、大数据和人工智能的应用,将有助于上述功能的实现,从而达到护理质量精细化管理的目标。

输血是抢救急危重症患者的重要治疗手段,保障输血安全是临床输血的基本底线。临床输血闭环智能路径实时质量控制系统通过智能化手段,有效提高了临床输血的安全性。该系统采用前馈、现场和反馈控制相结合的手段,整合输血相关部门共同参与输血的全程、闭环质量和安全实时监管,借助趋势图、鱼骨图、巴雷托图等质量管理工具和多维数据分析模型,实现输血质量分析与持续改进,全面提升临床输血质量与安全管理。

四、发展趋势

智能护理是基于新兴信息技术发展和应用产生的新一代护理信息系统。智能护理以其智能感知、自动识别、智慧互联、协同共享和精准计算等特征,有效提升了护理服务和护理管理的能力、质量和水平。

智能护理的应用,在推进护理服务流程优化、护理服务效率提高、护理服务体验改善和科学护理管理提升方面已经呈现出积极的推进作用。智能护理作为智慧医院建设的重要组成部分,许多医院将其纳入医院信息化建设发展规划中,把云计算、大数据、移动互联网、物联网和人工智能等新兴信息技术用于护理业务的各个流程和环节中,以此推动护理信息化的创新发展。

近年来,国家先后发布了《"健康中国 2030"规划纲要》《国务院办公厅关于促进和规范健康医疗大数据应用发展的指导意见》《新一代人工智能发展规划的通知》《关于促进"互联网＋医疗健康"发展的意见》,提出推动互联网＋健康医疗、健康医疗大数据、智慧医疗的应用。要求推广应用人工智能治疗新模式、新手段,建立快速精准的智能医疗体系。在中央和地方政府的指导和推动下,智能护理的应用将更加广泛和深入。

随着更多新兴信息技术的推广和落地,智能护理还将出现更多的创新应用,进一步推进我国护理事业的发展。正如《全国护理事业发展规划(2016—2020年)》指出的,"十三五"时期,云计算、大数据、移动互联网、物联网等信息技术快速发展,必将推动护理服务模式和管理模式的转变。

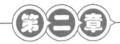

围术期护理

第一节 术 前 护 理

手术前期是指从患者决定接受手术到将患者送至手术台。手术前护理的重点是在全面评估的基础上，做好必须的术前准备，纠正患者存在及潜在的生理、心理问题，加强健康指导，提高患者对手术和麻醉的耐受能力，使手术的危险性降到最低。

一、术前评估

（一）健康史与相关因素

了解患者身体的一般状况，既往健康状况，皮肤状况，与现有疾病相关的病史、药物应用情况及过敏史、手术史、家族史、遗传病史和女性患者婚育史等。此外还要了解患者既往有无高血压、糖尿病及心脏病，有无体内植入物（金属植入物、起搏器）等，初步判断其手术耐受性。

（二）身体状况

通过患者主诉和全面体格检查，了解其主要内脏器官的功能。是否存在心、肺、肝及肾脏等器官功能不全；有无营养不良、肥胖及水、电解质平衡失调等高危因素，评估手术的安全性。

1.评估各系统状况

如心血管系统、呼吸系统、泌尿系统、神经系统和血液系统等状况和高危因素。

2.辅助检查

了解患者各项实验室检查结果,如血、尿、便常规和血生化检查结果。了解X线、B超、计算机体层显像及磁共振成像等影像学检查结果,以及心电图、内镜检查报告和其他特殊检查的结果,以帮助判断病情及完善术前检查。

3.评估患者对手术的耐受能力

全身状况较好、无重要内脏器官功能损害、疾病对全身影响较小者手术耐受良好。全身情况不良、重要内脏器官功能损害较严重、疾病对全身影响明显、手术损害大者手术耐受不良。

(三)心理-社会支持状况

手术患者易产生不良的心理状态,如感到紧张、焦虑、恐惧等,这些都可以削弱患者对手术和麻醉的耐受力,从而影响创伤的愈合和手术效果。评估、识别并判断出手术患者的心理状态,为患者提供及时有效的心理护理。

1.心理状态的改变

心理状态的改变包括:①睡眠型态紊乱,如失眠;②语言和行为改变,如沉默寡言、易激动、无耐心、易怒或哭泣;③尿频、食欲缺乏、疲劳和虚弱感,自我修饰程度下降;④呼吸、脉搏加快,手心出汗,血压升高等。

2.心理状态改变的相关因素

心理状态改变的相关因素包括:①担心疾病严重甚至危及生命。②担心疾病预后及后续影响。③对手术、麻醉及治疗过程的担忧以及相关知识未知、不确定。④担心住院对家庭的照顾、子女和老人等带来不便。⑤对住院费用的担忧。除了对患者进行上述评估以外,还要进一步评估其家庭经济状况、家庭成员及其单位同事对其住院的反应、态度,以利于发挥社会支持系统的作用。

(四)手术种类

手术的具体种类取决于患者疾病的情况,同一种外科疾病的不同发展阶段手术种类也可能不同。需要根据患者的具体情况,选择适宜的手术种类。手术类型按手术期限大致分为3类。

1.择期手术

手术时间没有期限的限制,可在充分的术前准备后进行手术,如一般的良性肿瘤切除术、腹股沟疝修补术等。

2.限期手术

手术时间可以选择,但有一定限度,不宜过久以免延误手术时机,应在限定的时间内完成术前准备,如各种恶性肿瘤根治术。

3.急症手术

病情危重,需要在最短时间内进行必要的准备后迅速实施手术,以抢救患者生命,如外伤性肝、脾破裂和肠破裂、胸腹腔大血管破裂等。

(五)麻醉方法与术前准备

患者麻醉前用药的目的在于解除焦虑、镇静和催眠、镇痛、抑制腺体分泌及抑制不良反射。常用的麻醉药物有镇静药和催眠药、镇痛药、抗胆碱能药及抗组胺药。

任何麻醉都可能给患者带来不同程度的损害和风险。为了保障患者在麻醉期间的安全,增强患者对手术和麻醉的耐受性,避免麻醉意外,减少麻醉后并发症,必须做好麻醉前病情评估和准备工作。根据麻醉作用部位和所用药物的不同,临床麻醉分为全身麻醉、局部麻醉、椎管内麻醉、复合麻醉、基础麻醉。局部麻醉又包括表面麻醉、局部浸润麻醉、区域阻滞麻醉、神经及神经丛阻滞麻醉。椎管内麻醉又可分为蛛网膜下腔阻滞和硬脊膜外阻滞。

二、护理措施

(一)手术前的常规准备与护理

1.饮食和休息

术前准备期间根据患者的手术种类、方式、部位和范围,进行饮食指导,鼓励患者多摄入营养丰富、易消化的食物。患者术前应补充足够的热量、蛋白质和维生素。消除引起患者不良睡眠的诱因,创造安静舒适的环境,促进患者睡眠。督促患者活动与休息相结合,必要时遵医嘱予以镇静安眠药。

2.术前适应性训练

(1)指导患者练习使用便盆,在床上排尿和排便。

(2)教会患者自行调整卧位和床上翻身的方法,以适应术后体位的变化。

(3)指导患者练习术中体位,如甲状腺手术者,术前给予肩部垫枕、头后仰的体位训练,以适应术中颈过伸的姿势。

(4)教会患者正确的深呼吸、咳嗽、咳痰方法并进行练习。

3.输血和补液

(1)术前应做好血型和交叉配血实验,备好一定数量的全血、血细胞或血浆。

(2)凡有水、电解质及酸碱平衡失调和贫血者,应在术前予以纠正。

（3）加强病情观察和生命体征监测，发现异常及时给予对症处理。

4.协助完成术前检查

术前做好肝、肾功能检查及出凝血时间、凝血酶原时间、血小板计数检查，必要时监测有关凝血因子。了解肝、肾功能损害程度，最大程度地改善肝、肾功能，提高患者对手术的耐受能力。

5.合理应用抗感染药物

抗感染药物的预防性应用一般适用于：①涉及感染病灶或切口接近感染区域的手术；②胃肠道手术；③预计操作时间长、创面大的手术；④开放性创伤，创面已污染，清创时间长或清创不彻底者；⑤涉及大血管的手术；⑥植入人工制品的手术；⑦器官移植术。此外，积极处理已存在的感染灶，避免与其他感染者接触。

6.消化系统的准备

（1）成人择期手术前8～12小时开始禁食，术前4小时开始禁水，以防呕吐引起窒息或吸入性肺炎；小儿术前应4～8小时禁食（奶），2～3小时禁水。

（2）胃肠道手术患者术前1～2天进流质饮食，非胃肠道手术患者术前一般不限制饮食种类。

（3）一般性手术的患者，督促其术前晚排便，必要时使用开塞露或0.1%～0.2%肥皂水灌肠等促使残留粪便的排出，以防麻醉后肛门括约肌松弛而有粪便排出，增加污染的机会。

（4）消化道手术或某些特殊疾病（如急性弥散性腹膜炎、急性胰腺炎等），术前应放置胃管。

7.手术前皮肤准备

（1）术前1天督促患者剪短指甲、理发、沐浴及更衣。细菌栖居密度较高的部位（如手、足）或不能接受刺激消毒剂的部位（如面部、会阴部）术前可用氯己定反复清洗，必要时协助其完成。

（2）做好手术区皮肤准备：彻底清除手术切口部位和周围皮肤的污染。术前备皮应当在手术当日进行，确定需去除手术部位毛发时，应当使用不损伤皮肤的方法，避免使用刀片刮除毛发。备皮时注意遮挡和保暖，动作轻巧，防止损伤表皮和增加感染的可能性。手术区皮肤准备范围包括切口周围至少15 cm的区域，不同手术部位的皮肤准备范围可见表2-1和图2-1。

表 2-1 常用手术皮肤准备的范围

手术部位	备皮范围
颅脑手术	剃除全部头发及颈部毛发,保留眉毛
颈部手术	上自唇下、下至乳头水平线、两侧至斜方肌前缘
胸部手术	上自锁骨上及肩上、下至脐水平,包括患侧上臂和腋下,胸背均超过中线 5 cm 以上
上腹部手术	上自乳头水平、下至耻骨联合,两侧至腋后线
下腹部手术	上自剑突、下至大腿上 1/3 前内侧,两侧至腋后线,剃除阴毛
腹股沟手术	上自脐平线,下至大腿上 1/3 内侧,两侧至腋后线,包括会阴部、剃除阴毛
肾手术	上自乳头平线,下至耻骨联合,前后均过正中线
会阴部及肛门手术	上自髂前上棘,下至大腿上 1/3,包括会阴及臀部,剃除阴毛
四肢手术	以切口为中心包括上、下方各 20 cm 以上,一般超过远、近端关节或整个肢体

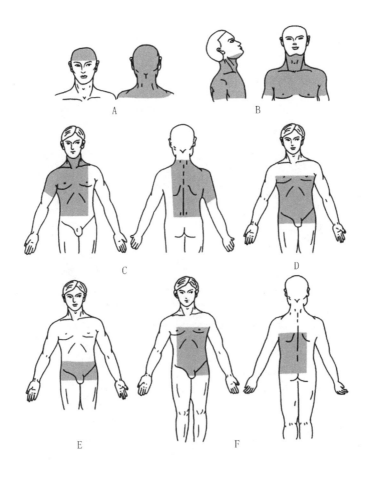

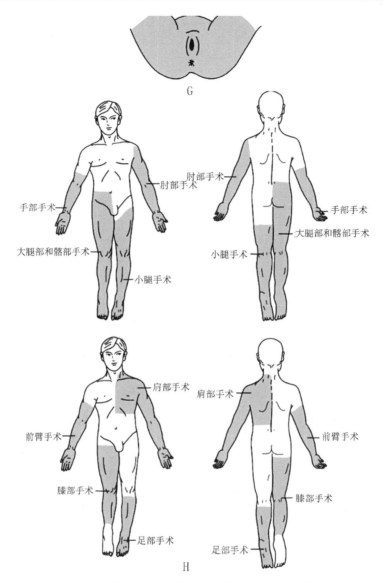

图 2-1 各部位手术皮肤准备范围

A.颅脑手术；B.颈部手术；C.胸部手术；D.腹部手术；E.腹股沟手术；

F.肾手术；G.会阴及肛门部手术；H.四肢手术

(二)心理准备

通过健康教育及术前访视建立良好的护患关系,给予患者心理支持和疏导,帮助患者认识疾病、手术的相关知识及术后用药的注意事项,向患者说明术前准备的必要性,逐步掌握术后配合技巧及康复知识,使患者对手术的风险及可能出现的并发症有足够的认识及心理准备。

(三)术日晨的护理

认真检查、确定各项准备工作的落实情况。若发现患者有不明原因的体温升高,或女性患者月经来潮等情况,应延迟手术。进入手术室前,指导患者排尽尿液。估计手术时间持续 4 小时以上及接受下腹部或盆腔内手术者应予以留置导尿管并妥善固定。胃肠道及上腹部手术者应放置胃管。嘱患者拭去指甲油、口红等化妆品;取下活动的义齿、发夹、眼镜、手表、首饰和其他贵重物品;备好手术需要的病历、各种影像检查片及特殊药品等,随同患者带入手术室;与手术室接诊人员仔细核对患者、手术部位及名称,做好交接;根据手术类型及麻醉方式准备麻醉床,备好床旁监护设备及物品。

(四)特殊手术患者的护理

1.急症手术

在最短时间内做好急救处理的同时进行必要的术前准备,如立即输液,改善患者水、电解质及酸碱平衡失调状况。若患者处于休克状态,立即建立两条以上静脉通道,迅速补充血容量,尽快处理伤口及原发病等。

2.营养不良

血清清蛋白 30～35 g/L、血清转铁蛋白＜1.5 mg/L、体重 1 个月内下降 5% 者,存在营养不良。营养不良患者常伴低蛋白血症,可引起组织水肿,影响愈合。此外,营养不良者抵抗力低下,易并发感染。因此,术前尽可能改善其营养状况,经口服或静脉补充热量、蛋白质和维生素,以利术后组织的修复和伤口愈合,提高机体抵抗力。

3.高血压

血压在 21.3/3.3 kPa(160/100 mmHg)以下者可不必做特殊准备。高血压患者术前 2 周停用利血平等降压药,指导患者改用钙通道阻滞剂或 β 受体阻滞剂等合适的降压药以控制血压,但不要求血压降至正常水平再手术。

4.心脏病

伴有心血管疾病的患者,术前应注意以下几方面。

(1)长期低盐饮食和服用利尿剂导致患者水、电解质平衡失调者,术前需纠正。

(2)有心律失常者,偶发的室性期前收缩一般不需特殊处理。如有心房纤颤伴心室率≥100 次/分以上者,遵医嘱予毛花苷 C 或口服普萘洛尔,尽可能将心率控制在正常范围。老年冠状动脉粥样硬化性心脏病(冠心病)患者,若出现心动过缓,心室率≤50 次/分,术前遵医嘱用阿托品 0.5～1.0 mg,必要时放置临时心脏起搏器。

(3)急性心肌梗死患者 6 个月内不施行择期手术。6 个月以上无心绞痛发作者,在监护条件下可施行手术。

(4)心力衰竭患者,在心力衰竭控制 3～4 周后再施行手术。

5.呼吸功能障碍

(1)术前 2 周停止吸烟,防止呼吸道分泌物过多,影响呼吸道通畅。

(2)伴有阻塞性肺功能不全的患者,遵医嘱行雾化吸入治疗,改善通气功能。

(3)哮喘患者可口服地塞米松等药物,减轻支气管黏膜水肿。

(4)痰液黏稠的患者,可采用雾化吸入或服用药物使痰液稀薄,易于咳出。

(5)急性呼吸系统感染的患者,若为择期手术应推迟至治愈后 1～2 周再行手术;若为急症手术,需应用抗生素并避免吸入麻醉。

(6)重度肺功能不全及并发感染者,必须采取积极措施,改善其肺功能,待感染控制后再施行手术。

6.肝脏疾病

手术创伤和麻醉都将加重肝脏负荷。术前进行肝功能检查,了解患者肝功能情况。肝功能轻度损害者一般不影响手术耐受力;肝功能损害严重或濒于失代偿者,如有营养不良、腹水、黄疸等或急性肝炎患者,手术耐受力明显减弱,除急症抢救外,一般不宜手术。术前予高糖、高蛋白的食物改善营养状况,必要时输注入血清清蛋白、少量多次新鲜血液、维生素以纠正贫血、低蛋白血症、增加凝血因子等,改善全身情况。有胸腔积液、腹水者,限制钠盐,遵医嘱用利尿剂。

7.肾脏疾病

手术创伤、麻醉和药物都将加重肾脏负荷。术前进行肾功能检查,了解患者肾功能情况。依据 24 小时内肌酐清除率和血尿素氮测定值可将肾功能损害分为轻度、中度、重度。轻度、中度肾功能损害者,经过适当的内科处理多能较好地耐受手术;重度损害者需在有效透析治疗后才可耐受手术,但手术前应最大程度地改善肾功能。

8.糖尿病

糖尿病患者易发生感染,术前应积极控制血糖及相关并发症。一般实施大手术前将血糖水平控制在正常或轻度升高状态(5.6～11.2 mmol/L)、尿糖为＋～＋＋为宜。如应用长效胰岛素或口服降血糖药物者,术前均改为胰岛素皮下注射,每4～6小时1次,使血糖和尿糖控制在上述水平。为避免发生酮症酸中毒,尽量缩短术前禁食时间,静脉输液时胰岛素与葡萄糖的比例为1 U∶5 g。禁食期间定时监测血糖。

9.妊娠

妊娠患者患外科疾病需行手术治疗时,需将外科疾病对母体及胎儿的影响放在首位。如果手术时机可以选择,妊娠中期相对安全。如果情况可以,术前尽可能全面检查各系统、器官功能,特别是心、肺、肝、肾等功能;若发现异常,术前尽量纠正。需禁食时,从静脉补充营养,尤其是氨基酸和糖类,以保证胎儿的正常发育。

10.使用影响凝血功能药物时

(1)监测凝血功能。

(2)对于长期服用非甾体抗炎药的患者,术前7天停药。

(3)术前使用华法林抗凝的患者,只要国际标准化比值维持在接近正常的水平,小手术可安全实施。大手术前4～7天停用华法林,但是对血栓栓塞的高危患者在此期间应继续使用肝素。

(4)择期大手术患者在手术前12小时内不使用大剂量低分子量肝素,4小时内不使用大剂量普通肝素。心脏外科患者手术前24小时内不使用低分子量肝素。

(5)在抗凝治疗期间需急诊手术的患者,一般需停止抗凝治疗。用肝素抗凝者,可用鱼精蛋白拮抗;用华法林抗凝者,可用维生素K、血浆或凝血因子制剂拮抗。

三、健康指导

(1)告知患者与疾病相关的知识,使其理解手术的必要性。

(2)告知麻醉、手术的相关知识,使其掌握术前准备的具体内容。

(3)术前加强营养,注意休息和适当活动,提高抗感染能力。

(4)戒烟,早晚刷牙、饭后漱口,保持口腔卫生;注意保暖,预防上呼吸道感染。

(5)术前指导患者做各种训练,包括呼吸功能锻炼、床上活动、床上使用便盆等。

第二节 术 中 护 理

手术中期是指从患者被送至手术台到患者手术后送入恢复室(观察室)或外科病房的时期。手术室护理工作重点是保证患者安全、严格无菌操作和恰当术中配合,以确保麻醉和手术的顺利完成。

一、术前准备

(一)环境准备

评估手术室的环境,尽可能降低交叉感染风险,全过程控制污染因素。手术室只有建立健全各项规章制度,明确各类人员的职责,才能防止已经灭菌和消毒的物品、已行无菌准备的手术人员或手术区不再被污染。除参加手术及相关人员外,其他人员一律不准随便进入手术室。患有急性上呼吸道感染、急慢性皮肤感染性疾病者,不可进入手术室,更不能参加手术。凡进入手术室的人员,必须按规定更换手术室的清洁衣裤、口罩、帽子、鞋等。凡来参观者必须在指定的手术间内参观,参观人员不可随意走动。手术间内人数应根据手术间大小决定;手术开始后,应尽量减少开门次数、减少走动和不必要的活动,不可在无菌区内穿行,大声叫喊、咳嗽。无菌手术与有菌手术严格分开,若在同一手术间内接台,应先安排做无菌手术,后做污染或感染手术;所有工作人员应严格执行无菌操作技术,并相互监督。

(二)物品器械准备

评估手术物品及器械的准备及灭菌情况:手术时手术器械和用物直接穿过皮肤或黏膜接触人体组织或器官,属于高危险性物品,所以手术器械和物品的灭菌是预防手术感染的重要环节。

手术器械、器具和物品的灭菌:灭菌前准备包括手术器械、物品的清洗、包装、装载,遵循 WS 310.2 的要求。

灭菌方法如下。①耐热、耐湿手术器械:应首选压力蒸汽灭菌。②不耐热、不耐湿手术器械:应采用低温灭菌方法。③不耐热、耐湿手术器械:应首选低温灭菌方法,无条件的医疗机构可采用灭菌剂浸泡灭菌。④耐热、不耐湿手术器械:可采用干热灭菌方法。⑤外来医疗器械:医疗机构应要求器械公司提供清洗、包装、灭菌方法和灭菌循环参数,并遵循其灭菌方法和灭菌循环参数的要求进行灭菌。⑥植入物:医疗机构应要求器械公司提供植入物的材质、清洗、包装、灭菌方法和灭菌循环参数,并遵循其灭菌方法和灭菌循环参数的要求进行灭菌。植入物灭菌应在生物监测结果合格后放行。紧急情况下植入物的灭菌,应遵循 WS 310.3 的要求。⑦动力工具:分气动式和电动式,一般由钻头、锯片、主机、输气连接线、电池等组成。应按照使用说明的要求对各种部件进行清洗、包装与灭菌。

手术敷料的灭菌:手术敷料灭菌前应存放于温度 18～22 ℃,相对湿度 35%～70% 的环境。棉布类敷料可采用符合 YY/T 0698.2 要求的棉布包装。棉纱类敷料可选用符合 YY/T 0698.2、YY/T 0698.4、YY/T 0698.5 要求的医用纸袋、非织造布、皱纹纸或复合包装袋,采用小包装或单包装。

灭菌方法:棉布类敷料和棉纱类敷料应首选压力蒸汽灭菌,符合 YY/T 0506.1要求的手术敷料,应根据材质不同选择相应的灭菌方法。

(三)手术人员准备

为避免手术患者伤口感染,手术人员的无菌准备是必要条件之一。评估手术人员的准备情况,手术进行前,手术人员应进行手臂洗刷消毒,穿无菌手术衣,戴无菌手套,防止细菌污染手术切口。

1.外科口罩佩戴方法

(1)方法:①将口罩罩住鼻、口及下巴,口罩下方带系于颈后,上方带系于头顶中部。②将双手指尖放在鼻夹上,从中间位置开始,用手指向内按压,并逐步向两侧移动,根据鼻梁形状塑造鼻夹。③调整系带的松紧度。

(2)注意事项:不应一只手捏鼻夹。医用外科口罩只能一次性使用。口罩潮湿、受到患者体液污染后,应及时更换。

2.外科手消毒

(1)定义:外科手术前医护人员用肥皂(皂液)和流动水洗手,再用手消毒剂清除或者杀灭手部暂居菌和减少常居菌的过程。使用的手消毒剂具有持续抗菌活性。外科手消毒,监测的细菌菌落总数应≤5 cfu/cm²。

(2)外科手消毒应遵循以下原则:先洗手,后消毒。不同患者手术之间、手套破损或手被污染时,应重新进行外科手消毒。

(3)洗手方法与要求:①洗手之前应先摘除手部饰物,并修剪指甲,长度应不超过指尖。②取适量的清洁剂清洗双手、前臂和上臂下 1/3,并认真揉搓。清洁双手时,应注意清洁指甲下的污垢和手部皮肤的皱褶处。③流动水冲洗双手、前臂和上臂下 1/3。④使用干手物品擦干双手、前臂和上臂下 1/3。

（4）外科手消毒方法。①冲洗手消毒方法：取适量的手消毒剂涂抹至双手的每个部位、前臂和上臂下 1/3，并认真揉搓 2～6 分钟，用流动水冲净双手、前臂和上臂下 1/3，无菌巾彻底擦干。流动水应达到 GB 5749 的规定。特殊情况水质达不到要求时，手术医师在戴手套前，应用醇类手消毒剂消毒双手后戴手套。手消毒剂的取液量、揉搓时间及使用方法遵循产品的使用说明。②免冲洗手消毒方法：取适量的免冲洗手消毒剂涂抹至双手的每个部位、前臂和上臂下 1/3，并认真揉搓直至消毒剂干燥。手消毒剂的取液量、揉搓时间及使用方法遵循产品的使用说明。

（5）注意事项：不应戴假指甲，保持指甲和指甲周围组织的清洁。在整个手消毒过程中应保持双手位于胸前并高于肘部，使水由手部流向肘部。洗手与消毒可使用海绵、其他揉搓用品或双手相互揉搓。术后摘除外科手套后，应用肥皂（皂液）清洁双手。用后的清洁指甲用具、揉搓用品如海绵、手刷等，应放到指定的容器中；揉搓用品每次使用后消毒或者一次性使用；清洁指甲用品应每天清洁与消毒。

3.穿无菌手术衣

许多医院目前已使用全遮盖式手术衣（又称遮背式手术衣，图 2-2），它有3 对系带：领口一对系带；左页背部与右页内侧腋下各一系带组成一对；右页宽大，能包裹术者背部，其上一系带与左腰部前方的腰带组成一对。

穿戴方法为：①同传统方法穿上无菌手术衣，双手向前伸出袖口外，巡回护士协助提拉并系好领口的一对系带及左页背部与右页内侧腋下的一对系带。②按常规戴好无菌手套。③术者解开腰间活结（由左腰带与右包围页上的带子结成）。④由洗手护士直接或巡回护士用持物钳夹取右页上的带子，自术者后面绕到前面，使手术衣右页遮盖左页，将带子交术者与腰带一起系结于左腰部前。

4.戴无菌手套

戴无菌手套有闭合式和开放式两种方法（图 2-3，图 2-4）。目前临床提倡采用闭合式戴手套方法。

（1）闭合式：穿上手术衣时双手不出袖口，右手隔衣袖取左手套，将手套指端朝向手臂，拇指相对，放于左手衣袖上，两手拇指隔衣袖分别插入手套翻折部并将之翻转包裹于袖口上，手迅速深入手套内；同法戴右手套。

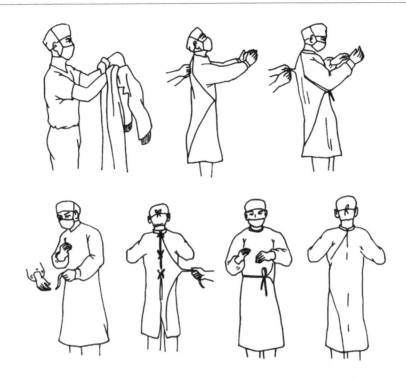

图 2-2 全遮盖式手术衣穿法

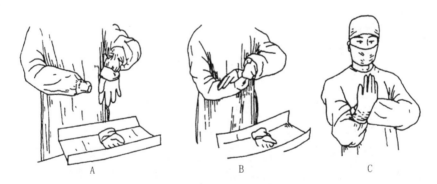

图 2-3 闭合式戴无菌手套法

（2）开放式：掀开手套袋,捏住手套口向外翻折部分（即手套内面）；取出手套,分清左、右侧；左手捏住并显露右侧手套口,将右手插入手套内,戴好手套,注意未戴手套的手不可接触手套外面（无菌面）。用已戴好手套的右手指插入左手手套口翻折部的内面（即手套的外面）,帮助左手插入手套并戴好；分别将左、右手套的翻折部翻回,并盖住手术衣的袖口,注意已戴手套的手只能接触手套的外面（无菌面）；用无菌生理盐水冲洗手套上的滑石粉。

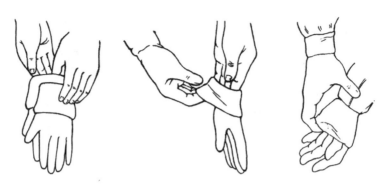

图 2-4 开放式戴无菌手套法

（3）协助他人戴手套：被戴者的手自然下垂，由洗手护士用双手撑开其中一只手套，拇指对准被戴者，协助其将手伸入手套并包裹于袖口上。

（四）手术患者准备

手术时需将患者置于一定的体位，才能充分显露手术野，使手术顺利进行。一般由巡回护士协助医师根据患者的手术部位安置合适的手术体位。利用手术床的转动和附件的支持，应用枕垫、沙袋及固定带物件保持患者的体位，必要时由手术医师和麻醉师核实或配合，共同完成患者手术体位的安置。

1.基本要求

基本要求包括：①最大程度地保证患者的安全与舒适。②充分暴露手术区域，同时减少不必要的裸露。③肢体及关节托垫须稳妥，不能悬空。④保证呼吸和血液循环通畅，不影响麻醉医师的观察和监测。⑤妥善固定，避免血管、神经受压、肌肉扭伤及压疮等并发症的发生。

2.常用的手术体位

常用的手术体位。①仰卧位：是最常见的体位，适用于腹部、颌面部、颈部、骨盆及下肢手术等。②侧卧位：适用于胸、腰部及肾手术。③俯卧位：用于脊柱及其他背部手术。④膀胱截石位：适用于会阴部、尿道和肛门部手术。⑤半坐卧位：适用于鼻咽部手术。

（五）评估手术野皮肤消毒情况

安置好手术体位后，评估手术切口及周围皮肤的清洁程度、有无破损及感染。若皮肤表面有较多油脂或胶布粘贴的残迹，先用汽油或松节油拭去，用浸有碘伏消毒液的无菌纱球用力均匀地涂擦消毒手术区皮肤，局部擦拭两遍。消毒范围应在手术野及其外扩展≥15 cm，由内向外擦拭。已接触消毒范围边缘或污染部位的消毒纱球,不能再返擦清洁处。每遍范围逐渐缩小,不可超出上一次涂擦范围。若为污染和感染切口及会阴、肛门区手术时,消毒的顺序由外向内,由上向下,由手术区外周清洁部向感染伤口或肛门、会阴部涂擦。

二、护理措施

(一)手术中严格执行无菌操作原则

1.明确无菌区域

树立无菌观念,手术人员一经洗手,手臂即不准接触未经消毒的物品。穿无菌手术衣及戴好无菌手套后,背部、腰部以下和肩部以上均应视为有菌区,不能再用手触摸。手术人员的手臂应肘部内收,靠近身体,既不可高举过肩,也不可下垂过腰或交叉放于腋下,手术床边缘以下的布单不可接触。凡下坠超过手术床边缘以下的器械、敷料、皮管及缝线等一概不可再取回使用。无菌桌仅桌缘平面以上属无菌,参加手术人员不得扶持无菌桌的边缘。器械护士和巡回护士都不能接触无菌桌桌缘平面以下的桌布。

2.保持无菌物品的无菌状态

无菌区内所有物品都必须是灭菌的,若灭菌包破损、潮湿或可疑污染时均应视为有菌。手术中若手套破损或接触到有菌物品,应立即更换无菌手套,前臂或肘部若受污染应立即更换手术衣或加套无菌袖套。无菌区的布单若被水或血浸湿即失去无菌隔离作用,应加盖干的无菌巾或更换新的无菌单。巡回护士取用无菌物品时须用无菌持物钳夹取,并与无菌区域保持一定距离。任何无菌包及容器的边缘均视为有菌,取用无菌物品时不可触及。

3.保护皮肤切口

皮肤虽经消毒,但残存在毛囊中的细菌对开放的切口仍有一定潜在威胁。因此,切开皮肤前,一般先用无菌聚乙烯薄膜覆盖,再经薄膜切开皮肤,以保护切口不被污染。切开皮肤和皮下脂肪层后,边缘应以大纱布垫或手术巾遮盖并固定,仅显露手术野。凡与皮肤接触的刀片和器械不应再用,延长切口或缝合前再消毒皮肤一次。手术中途因故暂停时,切口应用无菌巾覆盖。

4.正确传递物品和调换位置

手术时不可在手术人员背后或头顶方向传递器械及手术用品,手术者或助手需要器械时应由器械护士从器械升降台侧方或正面方向递给。手术过程中,手术人员须面向无菌区,并在规定区域内活动,同侧手术人员如需调换位置时,应先退后一步,转过身背对背地转至另一位置,以防触及对方背部不洁区。

5.污染手术的隔离技术

进行胃肠道、呼吸道或子宫颈等污染手术时,切开空腔脏器前,先用纱布垫保护周围组织,并随时吸除外流的内容物。被污染的器械和其他物品应放在污染器械专用盘内,避免与其他器械接触,污染的缝针及持针器应在等渗盐水中刷洗。完成全部污染步骤后,手术人员应用灭菌用水冲洗或更换无菌手套,尽量减少污染的机会。

6.减少空气污染

手术进行时门窗应关闭,尽量减少人员走动。不用电扇,室内空调机风口也不能吹向手术床,以免扬起尘埃污染手术室内空气。手术过程中保持安静,不大声说话嬉笑,避免不必要的谈话。尽量避免咳嗽、打喷嚏,不得已时须将头转离无菌区。请他人擦汗时,头应转向一侧。口罩若潮湿,应更换。若有参观手术者,每个手术间参观人数不宜超过 2 人,参观手术人员不可过于靠近手术人员或站得过高,也不可在室内频繁走动。

(二)严格执行手术安全核查制度

对手术患者进行安全核查,分别在麻醉实施前、手术开始前、患者离开手术室前由具有执业资质的手术医师、麻醉医师和手术室护士三方依次核对患者身份(科室、姓名、性别、年龄、住院号)、手术方式、知情同意书、手术部位与标识、麻醉安全检查、皮肤是否完整、术野皮肤准备、静脉通道建立、患者过敏史、抗生素皮试结果、感染性疾病筛查结果、术前备血情况、假体、体内植入物、影像学资料等内容。

(三)严格执行手术室物品清点查对制度

器械护士和巡回护士要在手术开始前、关闭体腔前、关闭体腔后、术毕(缝完皮肤后)共同准确清点各种器械、敷料和缝针等数目,核对后并登记。在一些腔隙部位如膈肌、子宫、心包、后腹膜等部位的关闭前、后,器械护士与巡回护士亦应共同清点物品。术中临时添加的器械、敷料,器械护士与巡回护士必须在器械台上及时清点数目,至少两次,并检查其完整性,及时准确记录无误后方可使用。手术切口涉及两个或两个以上部位或腔隙,关闭每个部位或腔隙时均需清点。

三、不同麻醉方式护理措施

(一)全身麻醉患者护理措施

1.全麻诱导期的护理措施

患者接受全身麻醉后,由清醒状态到神志消失,并进入全麻状态后进行气管内插管的阶段称为全麻诱导期。此期为麻醉过程中的危险阶段,机体各器官功能因麻醉药的作用可表现出亢进或抑制,引起一系列的并发症而威胁患者生命。实施麻醉诱导前,应备好麻醉机、气管插管用具和吸引器,建立静脉通路,并测定血压和心率的基础值,监测心电图和血氧饱和度。巡回护士在麻醉诱导期应陪伴在患者身边,保持手术间安静,提供患者心理支持,协助麻醉医师完成全麻诱导及气管插管。出现意外情况时积极协助抢救,如准备抢救药物、提供抢救设备、寻求其他医护人员的帮助等。

2.全麻维持期的护理措施

(1)呼吸功能的监护:主要监测指标为呼吸的频率、节律、幅度及呼吸类型;皮肤、口唇、指(趾)甲的颜色;血氧饱和度;潮气量、每分钟通气量;呼吸末二氧化碳。

(2)循环功能的监护:主要监测指标为脉搏、血压、中心静脉压、心电图、尿量、失血量。

(3)预防患者低体温的发生。①手术中低体温的危害:增加伤口感染率、影响凝血功能、影响机体代谢、增加心血管并发症、延缓术后恢复、延长住院时间。②引起围术期低体温的原因主要有:麻醉剂扩张血管,对体温调节有抑制作用。麻醉时采用机械通气吸入干冷气体,也会引起体温下降;手术过程中为患者输入大量没有加温的液体、血液及冲洗液;手术室的温度低于 22 ℃;手术中体腔开放,手术中切口暴露时间过长,使手术切口水分蒸发带走热量。③手术中低体温的预防措施:加强体温监测,维持核心温度在 36 ℃以上;保持温暖环境,应将手术室的温度控制在 22~25 ℃;术中保暖,加强覆盖,避免不必要的暴露以及用温暖毛毯遮盖皮肤;体腔冲洗时,将冲洗液加温至 37 ℃,有利于体温恢复。

3.全麻恢复期的护理措施

见本章第三节"手术后护理"。

(二)局部麻醉患者护理措施

局麻药依其分子结构中间链的不同分为酯类和酰胺类,酯类包括普鲁卡因、丁卡因等,酰胺类包括利多卡因、丁哌卡因等。常用局部麻醉方法包括表面麻醉、局部浸润麻醉、区域阻滞和神经及神经丛阻滞麻醉。

1.局部麻醉患者毒性反应的观察与护理

(1)常见原因:①用量过大。②不慎将药液注入血管。③注射部位血液供应丰富或局麻药中未加入血管收缩药。④患者全身情况差,对局麻药耐受力低。

(2)表现:①中枢毒性,舌或口唇麻木、头痛头晕、耳鸣、视物模糊、言语不清、肌肉抽搐、意识不清、惊厥、昏迷、呼吸停止。②心血管毒性:心律失常、心肌收缩力减弱、心排血量减少、血压下降,甚至心脏停搏。

(3)护理措施:立即停用局麻药,尽早给氧,加强通气。遵医嘱予地西泮5~10 mg静脉或肌内注射。有抽搐、惊厥者可加用2.5%硫喷妥钠缓慢静脉注射。必要时行气管插管控制呼吸。有呼吸抑制或停止、严重低血压、心律失常或心搏骤停时,加用升压药、输血输液、行心肺脑复苏。

(4)预防措施:一次用药量不超过限量,注药前回抽无回血方可注射。根据患者具体情况及用药部位酌减剂量。如无禁忌,局麻药内加入适量肾上腺素,麻醉前给予巴比妥类或苯二氮䓬类药物,以提高毒性阈值。

2.变态反应

(1)表现:使用少量局麻药后,出现荨麻疹、咽喉水肿、支气管痉挛、低血压及血管神经性水肿等,严重时可危及生命。

(2)护理措施:一旦发生,立即停药,保持呼吸道通畅、给氧;遵医嘱注射肾上腺素,同时给予糖皮质激素和抗组胺药。

(3)预防措施:因局麻药皮肤试验的假阳性率高达50%,故不必常规行局麻药皮试,若患者有过敏史,可选用酰胺类局麻药。

(三)椎管内麻醉患者护理措施

1.蛛网膜下腔阻滞患者手术中并发症观察与护理

(1)血压下降或心率减慢。①病因:血压下降是由脊神经被阻滞后,麻醉区域血管扩张,回心血流量减少,心排血量降低所致。若麻醉平面超过T_4,心脏加速神经被阻滞,迷走神经相对亢进,引起心率过缓。②护理措施:血压下降者,先加快输液速度,增加血容量;必要时用麻黄碱15~20 mg静脉注射,以收缩血管、维持血压;心率过缓者可静脉注射阿托品。

(2)恶心、呕吐。①病因:由低血压、迷走神经功能亢进、手术牵拉内脏等因素所致。②护理措施:针对病因进行处理,给氧、升高血压,暂停手术牵拉以减少迷走神经刺激,必要时用氟哌利多2.5 mg止吐。

(3)呼吸抑制。①病因与表现:呼吸抑制由胸段脊神经阻滞引起,表现为肋间肌麻痹、胸式呼吸减弱、潮气量减少、咳嗽无力,甚至发绀。②护理措施:应谨慎用药,给氧。一旦呼吸停止立即行气管插管,给予人工呼吸或机械通气。

2.硬脊膜外阻滞患者手术中并发症的观察与护理

(1)全脊椎麻醉。①病因:由局麻药全部或大部分注入蛛网膜下腔而产生脊神经阻滞所致。②表现:呼吸困难、血压下降、意识模糊或消失,甚至呼吸、心跳停止。③护理措施：一旦发生，立即停药，行面罩正压通气，必要时行气管插管维持呼吸；加快输液速度，遵医嘱给予升压药，维持循环功能。

（2）血压下降。①病因：交感神经被阻滞，阻力血管和容量血管扩张。尤其上腹部手术时，因胸腰段交感神经阻滞范围较广，并可阻滞心交感神经引起心动过缓，更易发生低血压。②护理措施：一旦发生，加快输液速度，必要时静脉注射麻黄碱 $10\sim15$ mg，以提升血压。

（3）呼吸抑制：①病因，因肋间肌及膈肌运动抑制所致。②护理措施：为减轻对呼吸的抑制，采用小剂量、低浓度局麻药，以减轻运动神经阻滞。同时在麻醉期间，严密观察患者的呼吸，常规面罩给氧，并做好相关急救准备。

第三节　术后护理

手术后期是指从患者被送到恢复室或外科病房至患者出院或继续追踪的时期。手术创伤导致患者防御能力下降，术后禁食、切口疼痛和应激反应等加重了患者的生理、心理负担。不仅影响伤口愈合和康复过程，而且可导致多种并发症的发生。手术后护理的重点是防治并发症，减轻患者的痛苦和不适，促进患者康复。

一、术后评估

（一）术中情况

了解手术方式和麻醉情况，手术进程及术中出血、输血和补液情况以及留置的引流管情况等，以判断手术创伤大小及对机体的影响。

（二）身体状况

1.生命体征

评估患者回到病室时的神志、血压、脉搏、呼吸、血氧。

2.切口状况

了解切口部位及敷料包扎情况。

3.引流管

了解所置引流管的种类、数目和引流部位，注意引流液的量和性状、导尿管引流尿液的量和色泽。

4.肢体功能

了解术后肢体感知觉恢复情况和四肢活动度、皮肤的温度和色泽。

5.体液

评估术后患者尿量、各种引流的丢失量、失血量及术后补液量。

6.营养状态

评估术后患者每天摄入营养素的种类、量和途径,了解术后体重变化。

7.术后不适及并发症

了解有无切口疼痛、恶心呕吐、腹胀、呃逆、尿潴留等不适,观察和评估不适的种类和程度。评估有无术后出血、感染、切口裂开、深静脉血栓形成等并发症及危险因素。

8.辅助检查

了解术后血、尿常规、生化检查、血气分析等结果,尤其注意尿比重、血清电解质水平、血清清蛋白及血清转铁蛋白的变化。

(三)心理和社会支持状况

评估术后患者和家属对手术的认识和看法,了解患者术后的心理感受,有无紧张、焦虑不安、恐惧、悲观、猜疑或敏感等心理反应。

进一步评估有无引起术后心理变化的原因:①手术致正常生理结构和功能改变,担忧手术对今后生活、工作及社交带来不利影响,如截肢、乳房切除或结肠造口等。②术后出现的各种不适如切口疼痛、尿潴留或呃逆等。③术后身体恢复缓慢及发生并发症。④担心不良的病理检查结果、预后差或危及生命。⑤担忧住院费用昂贵,难以维持后续治疗。

(四)判断预后

了解术后患者的治疗原则和治疗措施的落实情况。评估其机体修复情况,包括切口愈合、肠功能恢复,精神和体力恢复程度,休息和睡眠状况、食欲及饮食种类等。根据手术情况、术后病理检查结果和患者术后康复情况,判断其预后。

二、护理措施

(一)全麻恢复期的护理

1.生命体征和病情的观察

苏醒前设专人护理,常规监测心电图、血压、呼吸频率和血氧饱和度,每15～

30 分钟测量 1 次,直至患者完全清醒,呼吸循环功能稳定。

2.维持呼吸功能稳定

呕吐和误吸是引起全麻患者呼吸道阻塞、窒息的常见原因。为防止呕吐物误吸,术后应将患者去枕平卧,头偏向一侧,准备好吸引器及时清除口咽部分泌物。密切观察患者的病情变化,保持呼吸道通畅,常规给予患者吸氧,出现并发症时及时通知医师并协助处理。全麻后患者容易发生舌后坠阻塞咽喉部,这也是常见的呼吸道梗阻的原因,此外气管插管拔除后,因麻醉药、肌松药的残留肌力尚未恢复者,口咽部组织松弛的老年人及颈部短的肥胖者也容易发生呼吸道梗阻。主要表现为不完全呼吸道梗阻,此时可见呼吸时发出强弱不等的鼾声,有时带有哨音,而血氧饱和度呈进行性下降。出现舌后坠时用手托起下颌,放入口咽通气管,清除咽喉部分泌物和异物。

3.维持循环功能稳定

在麻醉恢复期,血压容易波动,体位变化也可影响循环功能。低血压的主要原因包括低血容量、静脉回流障碍、血管张力降低等。高血压常见原因有术后的疼痛、尿潴留、低氧血症、高碳酸血症、颅内压升高等。

4.其他

手术结束后,除意识障碍患者需带气管插管回病房外,一般应待患者意识恢复、拔除导管后再送回病房。此阶段工作可在手术间或麻醉苏醒室进行。全麻未清醒前,患者处于意识丧失阶段,必须守护在患者旁边适当防护、加以约束,防止患者发生坠床及引流管意外脱管等,保持引流管通畅,严密观察有无术后出血。维持体温正常,多数麻醉大手术术后患者体温过低,应注意保暖。少数患者,特别是婴幼儿,全麻后可出现高热、惊厥,与全麻药物引起中枢性体温调节失调有关,一旦发现体温升高,应积极进行物理降温,特别是头部降温,以防脑水肿。

5.明确麻醉苏醒进展情况

达到以下标准,可转回病房:①神志清醒,有定向力,回答问题准确。②呼吸平稳,能深呼吸及咳嗽,血氧饱和度>95%。③血压及脉搏稳定 30 分钟以上,心电图无严重的心律失常和心肌缺血改变。

6.苏醒延迟

若全身麻醉后超过 2 小时意识仍未恢复,在排除昏迷后,即可认为是麻醉苏醒延迟。与麻醉药物过量,麻醉药物应用不当,麻醉中低血压和低氧血症,代谢功能紊乱等原因有关。对于苏醒延迟的患者应首先严密观察生命体征,维持呼吸道通畅,及时寻找患者苏醒延迟的原因,进行针对性处理。

7.患者的转运

在转运前应补足容量,轻柔、缓慢地搬动患者。转送过程中妥善固定各管道,防止脱出。有呕吐可能者,将其头偏向一侧;全麻状态未醒者,在人工呼吸状态下转运;心脏及大手术、危重者,在吸入纯氧及监测循环、呼吸等生命体征下转运。

(二)一般护理

1.安置患者

(1)与麻醉师和手术室护士做好床旁交接。

(2)搬运患者时动作轻稳,注意保护头部、手术部位及各引流管和输液管道。

(3)正确连接各引流装置。

(4)检查输液是否通畅。

(5)遵医嘱给氧。

(6)注意保暖,但避免贴身放置热水袋,以免烫伤。

2.合适体位

根据麻醉方式、术式安置患者的卧位。

(1)全身麻醉:尚未清醒的患者应平卧,头偏向一侧,使口腔分泌物或呕吐物易于流出,避免误吸入气管;全身麻醉清醒后根据需要调整卧位。

(2)蛛网膜下腔麻醉:患者应去枕平卧或头低卧位6～8小时,防止脑脊液外渗致头痛。

(3)硬脊膜外隙麻醉:患者一般取平卧位6小时,随后可根据手术部位安置成需要的卧位。

(4)休克:患者取中凹体位或平卧位。下肢抬高15°～20°,头部和躯干抬高20°～30°。

(5)颅脑手术:术后无休克或昏迷的患者可取15°～30°头高脚低斜坡卧位。

(6)颈、胸手术:术后患者多采用高半卧位,便于呼吸和有效引流。

(7)腹部手术:术后多采用低半卧位或斜坡卧位,以减少腹壁张力,便于引流,并可使腹腔渗血、渗液流入盆腔,避免形成膈下脓肿。

(8)脊柱或臀部手术后患者可取俯卧或仰卧位。

(9)腹腔内有污染者,在病情许可的情况下,尽早改为半坐位或头高脚低位。

(10)肥胖患者可取侧卧位,以利呼吸和引流。

3.病情观察

(1)生命体征:手术当天每 15～30 分钟测量 1 次脉搏、呼吸、血压,监测 6～8 小时至生命体征平稳。对危重患者,还必须密切观察瞳孔和神志,直至病情稳定,随后可改为每小时测量 1 次或遵医嘱定时测量,并做好记录。有条件者可使用床旁心电监护仪连续监测。

(2)体液平衡:手术后详细记录 24 小时出入量;对于病情复杂的危重患者,留置导尿管,观察并记录每小时尿量。

(3)中心静脉压:如果手术中有大量血液、体液丢失,在术后早期应监测中心静脉压。呼吸功能或心脏功能不全者可采用 Swan-Ganz 导管以监测肺动脉压、肺动脉楔压及混合静脉血氧分压等。

(4)其他:特殊监测项目需根据原发病及手术情况而定,如胰岛素瘤患者术后需定时监测血糖、尿糖。颅脑手术后的患者监测颅内压及苏醒程度。血管疾病患者术后定时监测指(趾)端末梢循环状况等。

4.静脉补液

由于手术野的不显性液体丢失、手术创伤及术后禁食等原因,术后患者多需接受静脉输液直至恢复进食。术后输液的量、成分和输注速度,取决于手术的大小、器官功能状态和疾病严重程度。必要时遵医嘱输血浆、红细胞等,以维持有效循环血量。

5.饮食护理

(1)消化道手术:需禁食,待肠道功能恢复、肛门排气后,开始进少量流质饮食,逐步递增至全量流质饮食,至第 5～6 天进食半流质饮食,第 7～9 天可过渡到软食,术后 10～12 天开始普食。术后留置有空肠营养管者,可在术后第 2 天自营养管滴入营养液。

(2)非消化道手术:视手术大小、麻醉方法及患者的全身反应而定。体表或肢体的手术,全身反应较轻者,术后即可进食。手术范围较大,全身反应明显者,待反应消失后方可进食。局部麻醉者,无任何不适,术后即可按需进食。蛛网膜下腔麻醉和硬脊膜外隙麻醉者,若无恶心、呕吐,术后 3～6 小时可根据需要适当进食。全身麻醉者,应待完全清醒、无恶心呕吐后方可进食,先给予流质饮食,以后视情况逐步过渡到半流质饮食或普食。

6.引流管护理

区分各引流管放置的部位和作用,做好标记并妥善固定。保持引流通畅,若引流液黏稠,可通过负压吸引防止堵塞。术后经常检查引流管道有无堵塞或扭曲。观察并记录引流液的量、性状和颜色,如有异常及时通知医师。如使用引流瓶,更换连接管及引流瓶时要注意无菌操作技术。熟悉各类引流管的拔管指征,并进行宣教。

(1)置于皮下等浅表部位的乳胶片一般术后1~2天拔除。

(2)烟卷引流一般术后3天拔除。

(3)腹腔引流管若引流液甚少,可于术后1~2天拔除。如要观察胃肠道吻合口渗漏情况,则需保留至所预防的并发症可能发生的时间后再拔除,一般为术后5~7天。

(4)胃肠减压管:在肠功能恢复、肛门排气后拔除,其他引流管则视具体情况而定。

7.休息与活动

(1)休息:保持病室安静,减少对患者的干扰,保证其安静休息及充足的睡眠。

(2)活动:早期活动有助于增加肺活量、减少肺部并发症、改善全身血液循环、促进切口愈合、预防深静脉血栓形成、促进肠功能恢复和减少尿潴留的发生。原则上,大部分患者术后24~48小时内可试行下床活动。病情稳定后鼓励患者早期床上活动,争取在短期内起床活动,除非有治疗方面的禁忌。鼓励并协助患者在床上进行深呼吸运动、四肢主动活动与被动活动、自行翻身等。活动时固定好各种导管,防跌倒,并给予协助。

8.手术切口护理

观察切口有无渗血、渗液,切口及周围皮肤有无发红及切口愈合情况,及时发现切口感染、切口裂开等异常。保持切口敷料清洁干燥,并注意观察术后切口包扎是否限制了胸、腹部呼吸运动或指(趾)端血液循环。对烦躁、昏迷患者及不合作患者,可适当使用约束带,防止敷料脱落。

(1)外科手术切口的分类如下。①清洁切口:手术未进入感染炎症区,未进入呼吸道、消化道、泌尿生殖道及口咽部位。②清洁-污染切口:手术进入呼吸道、消化道、泌尿生殖道及口咽部位,但不伴有明显污染。③污染切口:手术进入急性炎症但未化脓区域,开放性创伤手术,胃肠道、尿路、胆道内容物及体液有大量溢出污染,术中有明显污染(如开胸心脏按压)。④感染切口:有失活组织的陈旧创伤手术,已有临床感染或脏器穿孔的手术。

(2)切口愈合等级。①甲级愈合:指愈合良好,无不良反应。②乙级愈合:指愈合处有炎症反应,如红肿、硬结、血肿、积液等,但未化脓。③丙级愈合:指切口已化脓,需要做切开引流等处理。

(3)缝线拆除时间:根据切口部位、局部血液供应情况、患者年龄及全身营养状况决定。一般而言,头、面及颈部切口在术后4～5天拆线,下腹部和会阴部切口为术后6～7天拆线,胸部、上腹部、背部和臀部术后7～9天拆线,四肢术后10～12天拆线,减张缝线于术后14天拆除。青少年患者拆线时间可适当缩短,年老体弱、营养不良或糖尿病患者拆线时间需适当延迟。切口较长者先间隔拆线,1～2天后再将剩余缝线拆除。用可吸收缝线者可不拆线。

(三)术后不适的护理

1.切口疼痛

(1)常见原因:麻醉作用消失后,患者开始感觉切口疼痛。切口疼痛在术后24小时内最剧烈,2～3天后逐渐减轻。剧烈疼痛可影响各器官的正常生理功能和休息,故需关心患者,并给予相应的处理和护理。

(2)护理措施:①评估和了解疼痛的程度,可采用口述疼痛分级评分法、数字疼痛评分法、视觉模拟疼痛评分法等。②观察患者疼痛的时间、部位、性质和规律。③鼓励患者表达疼痛的感受,并简单解释切口疼痛的规律。④手术后,可遵医嘱给予患者镇静、镇痛类药物,如地西泮、布桂嗪、哌替啶等。⑤大手术后1～2天内,可持续使用患者自控镇痛泵进行镇痛。患者自控镇痛泵是指患者感觉疼痛时,通过按压计算机控制的微量泵按钮,向体内注射医师事先设定的药物剂量进行镇痛。给药途径以经静脉、硬膜外最为常用。常用药物为吗啡、芬太尼、曲马多或合用非甾体抗炎药等。⑥尽可能满足患者对舒适的需要,如协助变换体位,减少压迫等。⑦指导患者运用正确的非药物方法减轻疼痛,减轻对疼痛的敏感性,如分散患者注意力、按摩、放松或听音乐等。

2.发热

发热是术后患者最常见的症状。由于手术创伤的反应,术后患者的体温可略升高,变化幅度在0.1～1℃,一般不超过38℃,称之为外科手术热或吸收热,于术后1～2天体温逐渐恢复正常。

(1)常见原因:术后24小时内的体温过高(>39℃),常为代谢性或内分泌异常、低血压、肺不张和输血反应等引起。术后3～6天的发热或体温降至正常后再度发热,则要警惕继发感染的可能,如手术切口、肺部及尿路感染。如果发热持续不退,要密切注意是否因更为严重的并发症所引起,如体腔术后残余脓肿等。

(2)护理措施:①监测体温及伴随症状。②及时检查切口部位有无红、肿、热、痛或波动感。③遵医嘱应用药物降温或物理降温。④结合病史进行如胸部X线片、B超、计算机体层显像、切口分泌物涂片和培养、血培养、尿液检查等,寻找原因并有针对性治疗。

3.腹胀

(1)常见原因:术后早期腹胀常是由胃肠道蠕动受抑制,肠腔内积气无法排出所致。随着肠胃功能恢复、肛门排气后症状可缓解。若手术后数天仍无肛门排气、腹胀明显或伴有肠梗阻症状,可能是腹膜炎或其他原因所引起的肠麻痹。若腹胀伴有阵发性绞痛、肠鸣音亢进,可能是早期肠粘连或其他原因所引起的机械性肠梗阻,应做进一步检查。

(2)护理措施:①胃肠减压、肛管排气或高渗溶液低压灌肠等。②协助患者勤翻身,下床活动。③遵医嘱使用促进肠蠕动的药物如新斯的明肌内注射。④若是因腹腔内感染或机械性肠梗阻导致的腹胀,非手术治疗不能改善者,需做好再次手术的准备。

4.恶心、呕吐

(1)常见原因:①术后早期的恶心、呕吐常常是由麻醉反应所致,待麻醉作用消失后,即可自然停止。②开腹手术对胃肠道的刺激或引起幽门痉挛。③药物影响,常见的如环丙沙星类抗生素、单独静脉使用复方氨基酸、脂肪乳剂等。④严重腹胀。⑤水、电解质及酸碱平衡失调等。

(2)护理措施:①患者呕吐时,将其头偏向一侧,并及时清除呕吐物。②行针灸治疗或遵医嘱给予镇静、止吐药物及解痉药物。③若持续性呕吐,应查明原因,进行相应处理。

5.尿潴留

(1)常见原因:①合并有前列腺增生的老年患者。②蛛网膜下腔麻醉后或全身麻醉后,排尿反射受抑制。③切口疼痛引起后尿道括约肌和膀胱反射性痉挛,尤其是骨盆及会阴部手术后。④手术对膀胱神经的刺激。⑤患者不习惯于床上排尿。⑥镇静药物用量过大或低血钾等。对术后6～8小时尚未排尿或虽排尿但尿量少、次数频繁者,应在耻骨上区叩诊检查,明确有无尿潴留。

(2)护理措施:①稳定患者情绪,采用诱导排尿,如变换体位、下腹部热敷或听流水声等。②遵医嘱采用药物和针灸治疗。③上述措施无效时则应考虑在严格无菌技术下导尿,一次放尿液不超过1 000 mL。尿潴留时间过长或导尿时尿液量超过500 mL者,应留置导尿管1～2天。

6.呃逆

(1)常见原因:术后呃逆可能是神经中枢或膈肌直接受刺激所引起。

(2)护理措施:①术后早期发生者,可压迫眶上缘,抽吸胃内积气、积液。②遵医嘱给予镇静或解痉药物。③上腹部术后患者若出现顽固性呃逆,要警惕吻合口漏或十二指肠残端漏、膈下积液或感染的可能,做超声检查可明确病因。一旦明确,配合医师处理。④未查明原因且一般治疗无效时,协助医师行颈部膈神经封闭治疗。

(四)术后并发症的观察与护理

1.出血

(1)常见原因:术后出血的可能原因有术中止血不完善或创面渗血,痉挛的小动脉断端舒张,结扎线脱落或凝血机制障碍等。可发生于手术切口、空腔脏器及体腔内。

(2)护理措施:①严密观察患者生命体征、手术切口。若覆盖切口的敷料被血液渗湿,可怀疑为手术切口出血,应打开敷料检查切口以明确出血情况和原因。②了解各引流管内引流液的性状、量和颜色变化。胸腔手术后,若胸腔引流血性液体持续超过 200 mL/h,提示进行性出血。③未放置引流管者,可通过密切的临床观察,评估有无低血容量性休克的早期表现,如烦躁、心率增快、尿量少、中心静脉压<0.49 kPa(5 cmH$_2$O)等,特别是在输入足够的液体和血液后,休克征象未改善或加重,或好转后又恶化,都提示有术后出血。④腹部手术后腹腔内出血,早期临床表现不明显,只有通过密切的临床观察,必要时行腹腔穿刺,才能明确诊断。⑤少量出血时,一般经过更换切口敷料、加压包扎或全身使用止血剂即可止血。出血量大时,应加快输液,遵医嘱输血或血浆,扩充血容量,并做好再次手术止血的术前准备。

2.压疮

压疮是术后常见的皮肤并发症。

(1)常见原因:术后患者由于切口疼痛,手术特殊要求需长期卧床,局部皮肤组织长期受压,同时受到汗液、尿液、各种引流液等的刺激以及营养不良、水肿等,易导致压疮发生。

(2)护理措施。①积极采取预防措施:每 2 小时翻身 1 次;正确使用石膏、绷带及夹板;保持患者皮肤及床单清洁干燥,使用便盆时协助患者抬高臀部;协助并鼓励患者坚持每天进行主动或被动运动,鼓励早期下床;增加营养。②去除致病原因。③小水疱未破裂可自行吸收;大水疱在无菌操作下用注射器抽出疱内液体,再用无菌敷料包扎。④浅度溃疡用透气性好的保湿敷料覆盖;坏死溃疡者,清洁创面,去除坏死组织,保持引流通畅。

3.切口感染

(1)常见原因:切口内留有无效腔、血肿、异物或局部组织供血不良,合并有贫血、糖尿病、营养不良或肥胖等。

(2)护理措施:①术中严格遵守无菌技术原则、严密止血,防止残留无效腔、血肿或异物等。②保持伤口清洁、敷料干燥。③加强营养支持,增强患者抗感染能力。④遵医嘱合理预防性使用抗生素。手术患者皮肤切开前 30 分钟至 2 小时内或麻醉诱导期给予合理种类和合理剂量的抗生素。需要做肠道准备的患者,还需在手术前 1 天分次、足剂量给予非吸收性口服抗生素。若手术时间超过 3 小时,或者手术时间长于所用抗生素半衰期,或者失血量>1 500 mL 者,手术中应当对患者追加合理剂量的抗生素。⑤术后密切观察手术切口情况。若术后 3~4 天,切口疼痛加重,切口局部有红、肿、热、压痛或波动感等,且伴有体温升高、脉率加速和白细胞计数升高,可怀疑为切口感染。感染早期给予局部理疗,使用有效抗生素。化脓切口需拆除部分缝线,充分敞开切口,清理切口后,放置凡士林油纱条引流脓液,定期更换敷料,争取二期愈合;若需行二期缝合,做好术前准备。

4.深静脉血栓形成

多见于下肢。开始时患者自感腓肠肌疼痛和紧束,或腹股沟区出现疼痛和压痛,随之下肢出现凹陷性水肿,沿静脉走行有触痛,可扪及索状变硬的静脉。一旦血栓脱落可引起肺动脉栓塞,导致死亡。

(1)常见原因:①术后腹胀、长时间制动、卧床等引起下肢及髂静脉回流受阻(特别是老年及肥胖患者)、血流缓慢。②手术、外伤、反复穿刺置管或输注高渗性液体、刺激性药物等致血管壁和血管内膜损伤。③手术导致组织破坏、癌细胞的分解及体液的大量丢失致血液凝集性增加等。

(2)护理措施。①加强预防:鼓励患者术后早期下床活动;卧床期间进行肢体的主动和被动运动;术后穿弹力袜以促进下肢静脉回流。对于血液处于高凝状态的患者,可预防性口服小剂量阿司匹林或复方丹参片。②正确处理:严禁经患肢静脉输液,严禁局部按摩,以防血栓脱落。抬高患肢、制动,局部 50%硫酸镁湿热敷,配合理疗和全身性抗生素治疗。遵医嘱静脉输入低分子右旋糖酐和复方丹参溶液,以降低血液黏滞度,改善微循环。血栓形成 3 天内,遵医嘱使用溶栓剂(首选尿激酶)及抗凝剂(肝素、华法林)进行治疗。

5.切口裂开

多见于腹部及肢体邻近关节部位。常发生于术后 1 周左右或拆除皮肤缝线后 24 小时内。往往发生在患者一次突然腹部用力或有切口的关节伸屈幅度较大时,通常自觉切口疼痛和突然松开,随即有淡红色液体自切口溢出,浸湿敷料。切口裂开分为全层裂开和深层裂开但皮肤缝线完整的部分裂开。腹部切口全层裂开者可见有内脏脱出。

(1)常见原因:营养不良、组织愈合能力差、切口张力大、缝合不当、切口感染及腹压突然升高,如剧烈咳嗽、打喷嚏或严重腹胀等。

(2)护理措施:①对年老体弱、营养状况差,估计切口愈合不良的患者,术前加强营养支持。②对评估发生此并发症可能性大的患者,在逐层缝合腹壁切口的基础上,加用全层腹壁减张缝线,术后用腹带适当加压包扎伤口,减轻局部张力,延迟拆线时间。③及时处理和消除慢性腹压升高的因素。④手术切口位于肢体关节活动部位者,拆线后应避免大幅度动作。⑤一旦发生大出血,立即平卧,稳定患者情绪,避免惊慌,告知患者勿咳嗽和进食进饮;用无菌生理盐水纱布覆盖切口,用腹带轻轻包扎,与医师联系,立即送往手术室重新缝合。有肠管脱出者,切勿将其直接回纳腹腔,以免引起腹腔感染。

6.尿路感染

尿路感染常起自膀胱,若上行感染可引起肾盂肾炎。急性膀胱炎的主要表现为尿频、尿急、尿痛,伴或不伴排尿困难,一般无全身症状。急性肾盂肾炎多见于女性,主要表现为畏寒、发热、肾区疼痛等。

(1)常见原因:尿潴留、长期留置导尿管或反复多次导尿是术后尿路感染的常见原因。

(2)护理措施:①术前训练床上排尿。②指导患者术后自主排尿。③出现尿潴留及时处理,若残余尿量超过 500 mL 时,应严格按照无菌操作原则留置导尿管做持续引流。④鼓励患者多饮水,保持尿量在 1 500 mL/d 以上。⑤收集尿液并及时送检,根据尿培养及药物敏感试验结果选用有效抗生素控制感染。

7.肺部感染

常发生在胸、腹部大手术后,特别是老年患者、长期吸烟、术前合并急性和慢性呼吸道感染者。

(1)常见原因:术后呼吸运动受限、呼吸道分泌物积聚及排出不畅是引起术后肺部感染的主要原因。

(2)护理措施:①保持病室适宜温度(18~22 ℃)、相对湿度(50%~60%),维持每天液体摄入量 2 000~3 000 mL。②术后卧床期间鼓励患者每小时重复做深呼吸 5~10 次,帮助其翻身、叩背,促进气道内分泌物排出。③教会患者保护切口和进行有效咳嗽、咳痰的方法,用双手按住患者季肋部或切口两侧,限制胸部或腹部活动的幅度以保护切口,在深吸气后用力咳痰,并做间断深呼吸。④协助患者取半卧位,病情允许尽早下床活动。⑤痰液黏稠不易咳出者,给予雾化吸入。⑥遵医嘱应用抗生素及祛痰药物。

8.消化道并发症

常见急性胃扩张、肠梗阻等。腹腔手术后胃肠道功能的恢复往往需要一定时间。一般肠道功能的恢复从术后12～24小时开始,此时可闻及肠鸣音。术后48～72小时整个肠道蠕动可恢复正常,肛门排气、排便。

预防措施:①胃肠道手术前灌肠、留置胃管。②维持水、电解质和酸碱平衡,及早纠正低血钾、酸中毒等。③术后禁食、胃肠减压。④取半卧位,按摩腹部。⑤及早下床活动。

(五)心理护理

加强巡视,建立相互信任的护患关系,鼓励患者说出自身想法,明确其所处的心理状态,给予适当的解释和安慰。满足其合理需要,提供有关术后康复、疾病恢复方面的知识,帮助患者缓解术后不适。告知其配合治疗与护理的要点,帮助患者建立疾病康复的信心,正确面对疾病及预后,鼓励患者提升生活自理能力。

(六)健康教育

1.休息与活动

保证充足的睡眠,活动量从小到大,一般出院后2～4周可从事一般性工作和活动。

2.康复锻炼

告知患者康复锻炼的知识,指导术后康复锻炼的具体方法。

3.饮食与营养

恢复期患者要合理摄入饮食,避免辛辣刺激性食物。

4.用药指导

需继续治疗者,遵医嘱按时、按量服药,定期复查肝、肾功能。

5.切口处理

切口拆线后用无菌纱布覆盖1～2天,以保护局部皮肤。若开放性伤口出院者,向患者及家属交代门诊换药时间及次数。

6.复诊

告知患者恢复期可能出现的症状,有异常立即返院检查。一般手术后1～3个月门诊随访1次,以评估和了解康复过程及切口愈合情况。

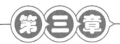

普外科护理

第一节　原发性肝癌

原发性肝癌是我国常见恶性肿瘤之一,年死亡率居肿瘤死亡率的第2位。患者的年龄多为40～50岁,男女比例约为2∶1。近年来,对原发性肝癌的早期诊断和治疗效果均有较大提高。

一、病因和病理

原发性肝癌的发病原因和病理尚未确定。目前认为与肝硬化、病毒性肝炎、黄曲霉素等某些化学致癌物质和水土因素有关。

原发性肝癌的大体病理形态可分为3型,即巨块型、结节型和弥漫型。按肿瘤大小可分为微小肝癌(直径≤2 cm)、小肝癌(直径>2 cm,≤5 cm)、大肝癌(直径>5 cm,≤10 cm)和巨大肝癌(直径>10 cm)。从病理组织上可分为3类,即肝细胞型肝癌、胆管细胞型肝癌和混合型肝癌。我国91.5%的原发性肝癌是肝细胞型肝癌。

原发性肝癌极易侵及门静脉分支,癌栓经门静脉系统形成肝内播散,甚至阻塞门静脉主干引起门静脉高压的临床表现。肝外血行转移最多见于肺,其次为骨、脑等。淋巴转移以肝门淋巴结最多,其次为胰周、腹膜后、主动脉旁及锁骨上淋巴结。此外,向横膈及附近脏器直接蔓延和腹腔种植性的转移也不少见。

二、临床表现

原发性肝癌的早期症状较为隐匿,表现无特征性。常见临床表现如下。

（一）肝区疼痛

半数以上患者以此为首发症状，多为持续性钝痛、刺痛或胀痛。因肿瘤迅速生长，肝包膜被牵拉引起。若肿瘤生长缓慢，则可完全无痛或仅有轻微钝痛。当病变侵及横膈，可有右肩牵涉痛。当肝癌结节坏死破裂，坏死的癌组织及血液流入腹腔可引起剧烈腹痛，从肝区开始迅速蔓延至全腹，产生急腹症表现。出血量大还可引起晕厥和休克。

（二）肝大

为中晚期肝癌最常见的主要体征。肝大呈进行性，质地坚硬，边缘不规则，表面凹凸不平呈大小结节或巨块。癌肿位于肝右叶顶部者可使膈肌抬高，肝浊音界上移。由患者自己偶然扪及肝大或肝区肿块常成为肝癌首发症状。肝大显著者可充满整个右上腹或上腹，右季肋部明显隆起。

（三）全身和消化道症状

早期常不易引起注意，主要表现为乏力、消瘦、食欲缺乏、腹胀等。部分患者可伴恶心、呕吐、发热、腹泻等症状。晚期则出现贫血、黄疸、腹水、下肢水肿、皮下出血及恶病质等。

（四）其他症状

发生肺、骨、脑等处转移可产生相应症状。少数患者还可有低血糖症、红细胞增多症、高血钙和高胆固醇血症等特殊表现。

（五）并发症

主要有肝性脑病、上消化道出血、癌肿破裂出血及继发性感染。

三、辅助检查

（一）甲胎蛋白测定

为目前诊断肝细胞癌特异性最高的方法之一，对诊断肝细胞癌具有相对专一性。对无肝癌其他证据，甲胎蛋白放射免疫电泳法≥400 μg/mL 持续 1 个月以上，并能排除妊娠、活动性肝病、生殖腺胚胎性肿瘤等即可诊断为肝细胞癌。

（二）血液酶学检查

肝癌患者血清中 γ-谷氨酰转肽酶、碱性磷酸酶和乳酸脱氢酶的同工酶等可高于正常，但因缺乏特异性，多作为辅助诊断。

（三）影像学检查

超声检查是目前有较好的定位非侵入性检查方法，能发现直径 1.0 cm 或更小的病变,其诊断符合率可达 90%;计算机体层显像可检出直径 1.0 cm 左右的早期肝癌;选择性腹腔动脉或肝动脉造影可确定病变的部位、大小和分布,特别对小肝癌的定位诊断有重要意义。

此外,肝穿刺行针吸细胞学检查对肝癌有明确的诊断意义。经各种检查仍不能明确诊断,但又高度怀疑或已定性诊断为肝癌的患者,必要时可行剖腹探查。

四、治疗要点

早期发现、早期诊断和早期治疗,以及根据不同病情发展阶段进行综合治疗是提高疗效的关键。早期施行手术切除是最有效的治疗方法。对无法手术的中、晚期肝癌患者,可根据病情采用中药治疗、化学治疗、冷冻治疗、肝动脉栓塞化学治疗等方法。

(一)手术疗法

直径<5 cm 的"小肝癌"以及估计病变局限于一叶或半肝,无严重肝硬化。临床上无明显黄疸、腹水或远处转移,肝功能代偿好,全身情况及心、肺、肾功能正常者可进行手术探查或施行肝切除术。肝切除术式的选择应据患者的全身情况、肝硬化程度、肿瘤大小和部位以及肝脏代偿功能等而定。

(二)介入治疗

指在影像学方法直视或引导下的非手术局部治疗,包括放射介入和超声介入。前者指在 X 线电视监视下经皮穿刺插管肝动脉栓塞或化学治疗栓塞,以及肝胆管减压引流术或内支架置入术;后者指超声引导下经皮穿刺瘤内局部治疗。其中,肝动脉栓塞化学治疗具有可以反复多次施行的特点,可使肿瘤缩小,部分患者可因此获得二期手术切除的机会。

(三)肝移植

肝移植已日趋成为治疗终末期肝病的有效方法。适当放宽肝癌、肝移植适应证是当前研究的热点及未来发展的趋势。

五、护理措施

(一)减轻焦虑

评估患者焦虑的程度,给患者提供适当的环境,让患者能够表达自己的焦虑。加强患者对疾病知识,尤其是疾病治疗方法及预后的了解。

(二)减轻或有效缓解疼痛

术后全麻清醒、生命体征平稳后,患者采取半卧位以减轻切口疼痛。若疼痛剧烈遵医嘱给予镇痛药物。对使用镇痛泵的患者,需指导患者正确使用,并注意观察药物的不良反应。

(三)改善患者的营养状况

术前监测肝脏功能及水、电解质情况,保持水、电解质、酸碱平衡。术后患者排气之后可逐步恢复至正常饮食。若术后患者进食不好,可给予肠内、肠外营养支持,并注意监测肝功能及电解质情况。

(四)潜在并发症的预防和护理

1.出血

术前如原发性肝癌的患者合并脾功能亢进和食管、胃底静脉曲张时需预防食管、胃底静脉曲张破裂引起的上消化道出血,并注意观察患者的腹部体征及生命体征,早期发现癌肿破裂出血的征兆。肝切除术后 24 小时之内注意观察患者的生命体征、腹部体征及引流液的量、颜色、性状。若患者出现心率增快、腹膜刺激症状、短时间内血性引流液增加,且患者有口渴、烦躁等自觉症状时,应警惕术后腹腔出血的可能,及时通知医师,做好救治的准备工作。

2.肝性脑病

术前检查患者血氨浓度,血氨较高者应限制蛋白的摄入,给予弱酸性溶液洗肠。术前做好肠道准备工作,于术前晚及术晨行清洁洗肠,以减少氨的来源和消除术后引发肝性脑病的因素。术后观察患者有无肝性脑病的早期症状(如欣快感、表情淡漠等性格行为变化、扑翼样震颤)。术后注意保护肝功能,因肝脏对氧敏感,故术后需间歇吸氧 3～4 天。

3.膈下积液或脓肿

由术后引流不畅或引流管拔除过早所致,多发生于术后 1 周左右。护理上应妥善固定,保持引流管通畅,并注意观察引流液的颜色、量及性状。如患者术后体温正常后再度升高或术后体温持续不降,同时伴有上腹部或右季肋部胀痛、呃逆、脉快、白细胞数增多等症状时,应怀疑有膈下积液或膈下脓肿。

(五)介入治疗的护理

1.术前护理

做好治疗前准备工作,为患者讲解治疗相关知识。

2.术后护理

(1)预防出血:术后 24 小时绝对卧床休息,穿刺点用绷带加压包扎,观察生命体征及穿刺点局部敷料有无渗血。

(2)预防血栓形成:观察插管肢体皮肤的颜色和温度变化。与健侧比较,观察足背部动脉搏动情况。指导患者进行早期主动及被动肢体活动。

(3)预防感染:因化学治疗的药物对骨髓的抑制作用引起患者白细胞数降低,机体免疫力下降,故化学治疗后易发生感染。术后 3 天需常规应用抗生素,操作时严格遵守无菌技术原则,做好口腔护理及皮肤护理,预防口腔炎及压疮的发生。

(4)化学治疗不良反应护理:应用化学治疗致肿瘤组织坏死的,术后可出现发热、肝区胀痛、恶心、呕吐等不良反应,一般持续 2～4 天,轻者无需处理,症状明显者需对症治疗。

(5)饮食护理:术后 6 小时鼓励患者多饮水,以利于造影剂的排出。术后 12 小时内禁食有渣、油腻食物,可进食清淡、高热量、高维生素的半流质饮食。因化学治疗导致食欲缺乏、畏食时,需注意饮食的调节和搭配,促进食欲,增强机体抵抗力。

六、健康指导

(一)服药

审慎服用药物,肝脏是代谢大多数药物的器官,而药物代谢过程中常会产生一些有毒物质,容易伤害肝脏导致药物性肝炎,更容易加重肝脏病情,所以服用任何药物前,要经过医师的允许。

(二)饮食

以新鲜天然、均衡饮食为主,避免摄取不新鲜、发霉、油炸、腌熏、腌渍、罐头等加工食物。除此之外还要拒绝酒精的诱惑,因为肝脏是酒精主要代谢场所,而酒精和其代谢物会伤害肝细胞,形成酒精性肝病,甚者进展成肝硬化,增加肝癌的发病率,所以肝炎患者应尽量减少酒精摄取,最好远离酒精,拒绝饮酒。

(三)穿衣

肝炎或肝硬化患者,容易出现皮肤瘙痒,所以穿着的服装建议选择棉质衣物,可以减少衣物与皮肤摩擦所产生的瘙痒感。肝硬化合并严重腹水的患者,建议准备比平时大上 1 至 2 号尺寸的衣服较为舒适。

(四)休息

充分的休息与睡眠是肝炎患者基本保健之道,只要平常觉得精神饱满,或是活动后不觉得累,就达到充分休息的状态。如果始终有睡不够的感觉或入睡困难等情形,则应该与医师讨论,并做适当处理。

(五)排泄

平时应注意观察小便的颜色,若呈浓茶状,表示可能有肝功能异常或合并有胆道的问题,应向医师求教。若肝硬化患者的大便在体内囤积过久,会产生较多的"氨",容易引起肝性脑病症状。此外,应随时观察大便颜色,若大便颜色呈黑色或柏油状,应怀疑是否有出血迹象,此时要尽快就医。

(六)养成良好卫生习惯

乙型或丙型肝炎者,日常生活中饮食、餐具及洗衣服等与他人共享并不会造成感染,不需要分开处理。但应该避免与他人共享刮胡刀、牙刷;纹眉或针灸时,宜使用丢弃式器具;受伤或出血时,若需由他人协助,须提醒戴手套,避免直接接触到血液。乙型肝炎患者的配偶只要具有乙型肝炎表面抗体,可以享受正常的性生活。如果配偶体内没有乙肝病毒表面抗原,也没有表面抗体,就应该接受完整的乙型肝炎疫苗注射。

(七)运动

肝炎患者可采取适度、缓和、有氧的运动,如走路、骑脚踏车、游泳、打球等,每天运动时间以不引起过度疲劳为宜,可以增加免疫力及身体的耐受力,保持轻松的心情。

第二节 胆 石 症

胆石症指发生在胆囊和胆管的结石,是胆道系统的常见病和多发病。

胆石的成因十分复杂,是多因素综合作用的结果,主要与以下因素有关:①胆道感染;②胆管异物;③胆道梗阻;④代谢因素;⑤胆囊功能异常;⑥致石基因及其他因素。

胆石按结石组成成分的不同可分为3类。①胆固醇结石:以胆固醇为主要成分,其中80％发生于胆囊内。X线检查多不显影。②胆色素结石:含胆色素为主,其中75％发生于胆管内,X线检查多不显影。③混合型结石:X线检查常显影。

一、胆囊结石

胆囊结石为发生在胆囊内的结石,主要是胆固醇结石和以胆固醇为主的混合性结石,常与急性胆囊炎并存。其主要见于成年人,女性多见。

(一)病因

胆囊结石是多种综合性因素作用的结果。主要与脂类代谢异常、胆囊细菌感染和收缩排空功能减退有关,这些因素引起胆汁成分和理化性质发生变化。

(二)临床表现

30％的胆囊结石患者可终身无临床症状。单纯性胆囊结石,无梗阻和感染时,常无临床症状或仅有轻微的消化系统症状。结石嵌顿时,则出现明显症状和体征。

1.胆绞痛

常发生于饱餐、进食油腻食物后或睡眠时。其表现为突发的右上腹阵发性剧烈绞痛,可向右肩部、肩胛部或背部放射。胆绞痛是由油腻饮食后胆囊收缩或睡眠时体位改变引起结石移位并嵌顿于胆囊颈部,使胆汁排空受阻,胆囊强烈收缩所致。

2.上腹隐痛

多数患者仅在饱餐、进食油腻食物、工作紧张或休息不好时感到上腹部或右上腹部隐痛,或者有畏食、腹胀、腹部不适等消化道症状。

3.胆囊积液

胆囊结石长期嵌顿或阻塞胆囊管但未合并感染时,胆囊黏膜吸收胆汁中的胆色素,并分泌黏液物质,导致胆囊积液。积液呈透明且无色,称为白胆汁。

4.其他

极少表现为黄疸,可并发胆源性胰腺炎、胆囊穿孔、胆囊十二指肠瘘、胆囊结肠瘘等。

5.Mirizzi综合征

Mirizzi综合征是特殊类型的胆囊结石,临床特点是反复发作胆囊炎及胆管炎,明显的梗阻性黄疸。形成原因是胆囊管与肝总管伴行过长或胆囊管与肝总管汇合位置过低,较大的胆囊管结石持续嵌顿于胆囊颈部压迫肝总管,引起肝总管狭窄。

(三)辅助检查

B超检查可显示胆囊内结石。计算机体层显像及磁共振成像亦能显示结石,但费用较高,不作为常规检查。

(四)治疗要点

1.手术治疗

(1)适应证包括:①伴有胆囊息肉>1 cm;②结石数量多及结石直径≥3 cm;③胆囊壁钙化或瓷性胆囊;④胆囊壁增厚(>3 mm)即伴有慢性胆囊炎;⑤儿童胆囊结石。

(2)手术类型:胆囊切除是治疗胆囊结石的首选方法。根据病情选择经腹或腹腔镜胆囊切除术。行胆囊切除时,若有下列情况应同时行胆总管探查术:①既往有梗阻性黄疸病史。②术前检查发现胆总管扩张或有结石。③术中发现胆总管扩张或管壁增厚。④术中扪及胆总管内有结石,蛔虫或肿块。⑤术中胆总管穿刺抽出脓性或血性胆汁或胆汁内有泥沙样胆色素颗粒。⑥术中胆道造影提示胆总管结石。⑦有胰腺炎病史或术中发现胰腺呈弥漫性炎症改变且不能排除胆总管病变者。

2.非手术治疗

对无症状的胆囊结石一般不需积极手术治疗。

(五)护理措施

1.减轻或控制疼痛

根据疼痛的程度及性质,采取非药物或药物方法镇痛。

(1)疼痛观察:观察疼痛的程度、性质,发作的时间、诱因及缓解的相关因素,与饮食、体位、睡眠的关系,腹膜刺激征及 Murphy 征是否阳性等。

(2)卧床休息:协助患者采取舒适体位,达到放松和减轻疼痛的效果。

(3)合理饮食:根据病情指导患者进清淡的食物,忌油腻食物。病情严重者予以禁食水、胃肠减压。

(4)药物镇痛:对诊断明确的剧烈疼痛患者,可遵医嘱给予解痉或镇痛药,以缓解疼痛。

2.提供相关知识

介绍胆石症和与手术相关的知识。

3.胆汁瘘的预防和护理

(1)加强观察:包括生命体征、腹部体征及引流液情况。若患者术后出现发热、腹胀、腹腔引流管引流出胆汁样液体等情况,应警惕胆汁瘘的可能。

(2)及时处理:如发现胆汁瘘的征象,应及时通知医师并协助进行相应的处理。

二、胆管结石

胆管结石为发生在肝内、外胆管的结石。

(一)肝外胆管结石

1.病因病理

分为原发性胆管结石和继发性胆管结石。在胆管内的结石称为原发性胆管结石,以胆色素结石或混合性结石多见。胆管内结石来自胆囊结石者,称为继发性胆管结石,以胆固醇结石多见。形成诱因主要有胆道感染、胆道梗阻。结石可引起急性和慢性胰管炎、全身感染、肝损害及胆源性胰腺炎。

2.临床表现

(1)腹痛:因结石嵌顿于胆总管下端或壶腹部,引起 Oddi 括约肌痉挛收缩所致。腹痛位于剑突下或右上腹部,呈阵发性绞痛,或持续性疼痛阵发性加剧,可向右肩背部放射。

(2)寒战、高热:是胆管梗阻并继发感染后引起的全身性中毒症状。多发生于剧烈腹痛后,体温可高达 39～40 ℃。

(3)黄疸:由胆管梗阻后胆红素逆流入血所致。黄疸的程度取决于梗阻的程度及是否继发感染。

(4)消化道症状:多数患者有恶心、腹胀、厌油腻食物等。

3.辅助检查

(1)实验室检查:血常规检查可见白细胞计数及中性粒细胞比例明显升高;血清胆红素、转氨酶和碱性磷酸酶升高。尿液检查示尿胆红素升高,尿胆原降低甚至消失。粪便检查示粪中尿胆原减少。

(2)影像学检查:B超检查可见胆管内结石影,近端胆管扩张。经皮经肝胆管造影、纤维十二指肠内镜逆行胰胆管造影或核磁共振胰胆管成像等检查可显示梗阻部位、程度、结石大小和数量等。

4.治疗要点

以手术治疗为主。原则为取出结石,解除胆道梗阻,术后保持胆汁引流通畅。

肝外胆管结石常用的手术方法有:①胆总管切开取石、T 管引流术适用于单纯胆管结石,胆管上、下端通畅,无狭窄或其他病变者。有胆囊结石者同时切除胆囊。②胆肠吻合术:又称胆汁内引流术,仅适用于胆总管远端炎症狭窄造成的梗阻无法解除时;胆总管扩张;胆胰汇合部异常,胰液直接流入胆管;胆管因病变而部分切除无法再吻合时。常用的吻合方式为胆管空肠 Roux-Y 吻合术。

(二)肝内胆管结石

1.病因病理

肝内胆管结石又称肝胆管结石。其病因复杂,主要与胆道感染、胆道寄生虫、胆汁停滞、胆管解剖变异等有关。肝内胆管结石可局限于肝内一叶或一段,也可弥漫分布于所有肝内胆管,临床常见于左叶及右后叶肝内胆管结石。基本病理生理改变为肝胆管梗阻、肝内胆管炎、肝胆管癌。

2.临床表现

常与肝外胆管结石并存,临床表现与肝外胆管结石相似。当胆管梗阻和感染发生在部分肝叶、肝段胆管时,患者可无症状或仅有轻微的肝区和患侧胸背部胀痛。若一侧肝内胆管结石合并感染而未能及时治疗且发展为叶、段胆管积脓或肝脓肿时,可表现为长时间发热、消耗而出现消瘦和体弱等表现。部分患者可有肝大、肝区压痛和叩痛等体征。

3.辅助检查

血常规检查可见白细胞计数及中性粒细胞比例明显升高,肝功酶学检查异常。

4.治疗要点

以手术治疗为主。原则为取出结石,解除梗阻或狭窄,去除感染病灶,恢复和建立通畅的胆汁引流,防止结石的复发。

(1)胆管切开取石:是最基本的方法。应争取切开狭窄的部位,取净结石。

(2)胆肠吻合术:不能作为替代对胆管狭窄、结石病灶的处理方法。当 Oddi 括约肌仍有功能时,应尽量避免行胆肠吻合术。

(3)肝切除术:肝内胆管结石反复并发感染,致局部肝萎缩、纤维化和功能丧失时,或切除病变部分的肝脏。

(4)残留结石的处理:术后经引流管窦道胆道镜取石,激光、超声、微爆破碎石,经引流管溶石,体外震波碎石,以及中西医结合治疗等。

5.护理措施

(1)减轻或控制疼痛:①卧床休息。②禁食、胃肠减压,指导患者深呼吸放松等,以缓解疼痛。③对诊断明确的剧烈疼痛患者,遵医嘱给予消炎利胆、解痉或镇痛药。

（2）降低体温。①降温：根据患者的体温情况，采取物理降温和药物降温方法。②控制感染：遵医嘱应用足量、有效的抗生素，以有效控制感染，恢复患者正常体温。

（3）营养支持：①梗阻未解除的禁食患者，通过胃肠外途径补充足够的热量，以维持良好的营养状态。②梗阻已解除、进食水不足者：指导和鼓励患者进食高蛋白、高碳水化合物、高维生素和低脂的食物。

（4）防止皮肤破损。①提供相关知识：患者常因胆道梗阻致胆汁淤滞、胆盐沉积而引起皮肤瘙痒。应告知患者相关知识，不可用手抓挠，防止抓破皮肤。②保持皮肤清洁。③瘙痒剧烈者，可遵医嘱应用外用药物或其他药物治疗。④引流管周围皮肤的护理：若术后放置引流管，应注意其周围皮肤的护理。若引流管周围见胆汁样渗出物，应及时更换被胆汁浸湿的敷料，局部皮肤涂敷氧化锌软膏，防止胆汁刺激和损伤皮肤。

（5）并发症的预防和护理。

出血的预防和护理：术后早期出血多由术中结扎血管线脱落、肝断面渗血及凝血功能障碍所致，应加强预防和观察。①卧床休息：对于肝部分切除术的患者，术后应卧床 3～5 天，以防过早活动致肝断面出血。②改善和纠正凝血功能：遵医嘱予以维生素 K_1 肌内注射，以纠正凝血机制障碍。③病情观察：术后早期若患者腹腔引流管内引流出血性液体增多，每小时超过 100 mL，持续 3 小时以上，或患者出现腹胀、腹围增大，伴面色苍白、心率加快、血压下降等表现时，提示患者可能有腹腔内出血，应立即通知医师，准备物品进行相应的急救和护理。

胆汁瘘的预防和护理：胆管损伤、胆总管下端梗阻、T 管引流不畅等均可引起胆瘘。①病情观察：术后患者如出现发热、腹胀和腹痛等腹膜炎表现，或患者腹腔引流液引出黄绿色胆汁样液体，常提示患者发生胆汁瘘。应及时通知医师，配合进行相应处理。②妥善固定引流管：腹腔引流管、T 管应妥善固定，防止患者翻身或活动时被牵拉而脱出。躁动及不合作患者，应采取防护措施。③保持引流通畅：避免引流管打折、扭曲、受压。④观察引流情况：观察并记录引流胆汁的量、颜色及性状。术后 24 小时内胆汁引流量为 300～500 mL，进食后每天可有 600～700 mL，逐渐减少至每天 200 mL 左右。术后 1～2 天内胆汁颜色可呈淡黄色混浊状，以后逐渐加深、清亮。若引出胆汁量过多，常提示胆管下端梗阻，应进一步检查，并采取相应措施。若胆汁突然减少甚至无胆汁引出，提示引流管阻塞、受压、扭曲、折叠或脱出，应及时查找原因并处理。

感染的预防和护理。①采取合适体位:生命体征平稳应采取半坐或斜坡卧位,以利于引流和防止腹腔内渗液积聚于膈下而发生感染,引流管的远端不可高于引流平面,防止引流液和胆汁逆流而引起感染。②皮肤护理:注意引流管口周围皮肤护理,保持局部干燥,防止胆汁浸润皮肤而引起炎症反应。③保持引流通畅:严格无菌操作。避免引流管扭曲、受压和滑脱,保持胆汁引流通畅,防止胆管内压力升高而致胆汁渗漏和腹腔内感染。

(6)T 管护理。①观察胆汁引流的量、颜色和性状:术后 T 管引流胆汁每天200～300 mL,较澄清,如 T 管无胆汁引出,应检查 T 管有无脱出或扭曲;如胆汁过多,应检查下端有无梗阻;如胆汁浑浊,应注意结石遗留或胆管炎症未控制。②术后 10～14 天试行夹管 1～2 天,夹管期间应注意观察病情。若患者无发热、腹痛、黄疸等症状,可行 T 管造影,如造影无异常,在持续开放 T 管 24 小时充分引流造影剂后,再次闭管 2～3 天,即可拔管。拔管后残留窦道用凡士林纱布堵塞,1～2 天内可自行闭合。③如胆道造影发现有结石残留,则需保留 T 管 6 周以上,再做取石或其他处理。

第三节　胰　腺　炎

一、急性胰腺炎

急性胰腺炎是常见的急腹症。一般认为该病是由胰腺分泌的胰酶在胰腺内被激活,对胰腺组织自身"消化"而引起的急性化学性炎症。按病理分类可分为水肿性和出血坏死性胰腺炎。前者病情轻,预后好;后者病情凶险,死亡率高,不仅表现为胰腺的局部炎症,而且常累及全身多个脏器。

(一)病因与发病机制

急性胰腺炎的病因比较复杂,有多种致病危险因素。国内以胆道疾病为主,占 50％以上,称胆源性胰腺炎。西方多与过量饮酒有关,约占 60％。

1.胆道疾病

胆总管下端结石嵌顿、胆道蛔虫、Oddi 括约肌水肿和痉挛、壶腹部狭窄,胆汁逆流入胰管而引起急性胰腺炎。

2.过量饮酒和暴饮暴食

胰液分泌增加引起十二指肠乳头水肿和 Oddi 括约肌痉挛,胰管内压力升高,细小胰管破裂,胰液进入腺泡周围组织。此时胰腺内某些酶经激活对胰腺进行"自我消化"而发生急性胰腺炎。

3.十二指肠液反流

当十二指肠内压力升高,十二指肠液反流入胰管,其中的肠激酶激活胰液各种分解蛋白的酶,导致急性胰腺炎。

4.创伤因素

上腹部损伤或手术,特别是经 Vater 壶腹的操作。如内镜逆行胰胆管造影和内镜经 Vater 壶腹胆管取石术等,直接或间接损伤胰腺组织,并发急性胰腺炎。

5.胰腺血液循环障碍

低血压、心肺旁路、动脉栓塞、血管炎及血液黏滞度升高等因素均可造成胰腺血液循环障碍而发生急性胰腺炎。

6.其他因素

如感染因素、药物因素及与高脂血症、高血钙、妊娠有关的代谢、内分泌和遗传因素等。另外,少数急性胰腺炎患者找不到明确病因,被称为特发性急性胰腺炎。

(二)病理生理

基本病理改变是胰腺呈不同程度的水肿、充血、出血和坏死。

1.急性水肿性胰腺炎

病变较轻,多局限在胰体、尾部。胰腺肿胀、变硬、充血,被膜紧张,其下可有积液。腹腔内脂肪组织,特别是大网膜可见散在粟粒状或斑块状黄白色皂化斑(脂肪酸钙)。腹水呈淡黄色。

2.出血坏死性胰腺炎

病变以胰腺实质出血和坏死为特征。胰腺肿胀,呈暗紫色,分叶结构模糊,坏死灶呈灰黑色,严重者整个胰腺变黑。腹腔内可见皂化斑和脂肪坏死灶,腹膜后可出现广泛组织坏死。腹膜后和腹膜内形成血性渗液。晚期坏死组织合并感染形成胰腺或胰周脓肿。

(三)临床表现

临床表现因病变轻重不同而有所差异。

1.腹痛

腹痛是本病的主要症状。常于饱餐和饮酒后突然发作,腹痛剧烈,呈持续性、刀割样。多位于左上腹,放射至左肩及左腰背部,有时呈束带状。胆源性者腹痛始发于右上腹,逐渐向左侧转移。病变累及全胰时,疼痛范围较宽并呈束带状向腰背部放射。

2.腹胀

与腹痛同时存在。早期为反射性,因腹腔神经丛受刺激产生肠麻痹所致。继发感染后由腹膜后的炎症刺激所致。腹膜后炎症越重,腹胀越明显。腹水时可加重腹胀。患者排便、排气停止。

3.恶心、呕吐

早期呕吐剧烈且频繁,常与腹痛伴发。呕吐物为十二指肠内容物,偶可呈咖啡色,呕吐后腹痛不缓解。

4.腹膜炎体征

急性水肿性胰腺炎时压痛多只限于上腹部,常无明显肌紧张。急性出血坏死性胰腺炎压痛明显,并有肌紧张和反跳痛,范围较广或全腹。移动性浊音多为阳性。肠鸣音减弱或消失。

5.其他

轻症急性水肿性胰腺炎可不发热或伴轻度发热,合并胆道感染时常伴寒战、高热。胰腺坏死伴感染时,持续性高热为主要症状之一。若结石嵌顿或胰头肿大压迫胆总管可出现黄疸。部分患者以突然休克为主要表现。出血坏死性胰腺炎患者可出现休克。早期以低血容量性休克为主,晚期合并感染性休克。伴急性肺功能衰竭时可有呼吸困难和发绀。有胰性脑病者可引起中枢神经系统症状,如感觉迟钝、意识模糊乃至昏迷。腹膜后坏死组织感染可出现腰部皮肤水肿、发红和压痛。少数严重患者可因外溢的胰液经腹膜后途径渗入皮下造成出血。在腰部、季肋部和腹部皮肤出现大片青紫色瘀斑,称为 Grey-Turner 征;脐周围皮肤出现的蓝色改变,称为 Cullen 征。胃肠道出血时可有呕血和便血。血钙降低时,可出现手足抽搐。严重者可有弥散性血管内凝血表现。

急性胰腺炎的局部并发症包括胰腺坏死、胰腺脓肿、急性胰腺假性囊肿及胃肠道瘘。

(四)辅助检查

1.实验室检查

(1)胰酶测定:血清、尿淀粉酶测定是最常用的诊断方法。血清淀粉酶在发病数小时内升高,24 小时达高峰,4～5 天后逐渐降至正常。尿淀粉酶在发病 24 小时开始上升,48 小时达高峰,下降较缓慢,1～2 周恢复正常。血清淀粉酶升高＞500 U/dL(正常值 40～180 U/dL,Somogyi 法)或尿淀粉酶超过 300 U/dL(正常值 80～300 U/dL,Somogyi 法)具有诊断意义。应注意淀粉酶升高幅度和病变严重程度不一定成正比。严重的出血坏死性胰腺炎,胰腺腺泡广泛破坏,胰酶生成减少,血清淀粉酶反而不高。诊断性腹腔穿刺抽取血性渗出液,所含淀粉酶值高也有利于诊断。

(2)血生化检查:包括白细胞数升高、高血糖、肝功能异常、低血钙、血气分析指标异常等。

2.影像学检查

腹部 B 超是首选检查方法,可见胰腺肿大和胰周液体积聚。增强计算机体层显像和磁共振成像不仅能诊断急性胰腺炎,而且对鉴别水肿性和出血坏死性胰腺炎提供有价值的依据,并可提供胰外侵及征象。

(五)治疗要点

根据胰腺炎的分型、分期和病因选择合适的治疗方法。

1.非手术治疗

适用于急性胰腺炎全身反应期、水肿性及尚无感染的出血坏死性胰腺炎。

(1)禁食与胃肠减压:持续胃肠减压可减轻恶心、呕吐和腹胀,增加回心血量。

(2)补液、防治休克:静脉输液,补充电解质溶液,纠正酸中毒,改善微循环,预防和治疗休克。

(3)营养支持:是治疗重症胰腺炎的基本措施之一。视病情和胃肠道功能给予肠内、肠外营养支持。当血清淀粉酶恢复正常,症状、体征消失后可恢复饮食。

(4)镇痛和解痉:对腹痛较重的患者给予镇痛药,如哌替啶等。禁用吗啡,以免引起 Oddi 括约肌痉挛。可同时给予解痉药,如山莨菪碱、阿托品等。

(5)抑制胰腺分泌、抑酸及抗胰酶治疗:应用抑制胰腺分泌和胰酶活性的药物。H_2 受体阻滞剂可间接抑制胰腺分泌,生长抑素用于病情比较严重的患者,胰蛋白酶抑制剂等具有一定疗效。

(6)应用抗生素:急性胰腺炎发病数小时内即可合并感染,故一经诊断应立即使用抗生素预防和控制感染。早期选用广谱抗生素,以后根据细菌培养和药物敏感试验结果选择应用。

(7)中药治疗:对恢复肠道功能有效果。呕吐基本控制后,经胃管注入中药,常用复方清胰汤[含有银花、连翘、黄连、黄芩、厚朴、枳壳、木香、红花、生大黄（后下）]，随症加减，酌情每天 3～6 次。注入后夹闭胃管 2 小时。呕吐不易控制者可用药物灌肠。

2.手术治疗

（1）适应证：①不能排除其他外科急腹症者。②胰腺和胰周坏死组织继发感染者。③经非手术治疗，临床症状继续恶化者。④重症胰腺炎经过短期（24 小时）非手术治疗，多器官功能障碍仍不能得到纠正者。⑤伴胆总管下端梗阻或胆道感染者。⑥合并肠穿孔、大出血或胰腺假性囊肿者。

（2）手术方式：最常用的是坏死组织清除加引流术。

（3）胆源性胰腺炎的处理：伴有胆总管下端梗阻或胆道感染的重症急性胰腺炎，宜急诊或早期（72 小时内）手术。取出结石，解除梗阻，畅通引流，并清除坏死组织做广泛引流。若以胆道疾病表现为主，急性胰腺炎的表现较轻，可在手术解除胆道梗阻后，行胆道引流和网膜囊引流术。若病情许可同时切除胆囊。若有条件可经纤维十二指肠镜施行 Oddi 括约肌切开、取石及鼻胆管引流术。急性胰腺炎经非手术治愈后 2～4 周做胆道手术。

（六）护理措施

1.疼痛护理

禁食水、胃肠减压，减少胰液分泌，减轻对胰腺及周围组织的刺激。遵医嘱给予抗胰酶药、解痉药或镇痛药，并注意观察药物不良反应。协助患者取舒适体位，缓解疼痛。按摩背部，增加舒适感。

2.维持体液平衡

维持体液平衡：①密切观察患者生命体征、意识状态、皮肤黏膜情况。②记录每小时尿量，必要时留置导尿管。③留置中心静脉导管，监测中心静脉压的变化。④根据脱水程度、年龄和心功能状况调节输液速度。⑤准确记录 24 小时出入液量，维持水、电解质平衡。

3.维持营养平衡

维持营养平衡包括：①观察患者营养状况，如皮肤弹性、上臂肌皮褶厚度、体重等。②禁食期间，遵医嘱给予营养支持。③若病情稳定、淀粉酶恢复正常、肠麻痹消除，可通过空肠营养管给予肠内营养，多选要素膳或短肽类制剂。④肠内、外营养液输注期间需加强护理，避免发生导管性、代谢性并发症。⑤待患者病情恢复，可经口进食，从无渣饮食开始，如无不适可逐步过渡到普通饮食，但应限制高脂肪膳食。

4.体温过高的护理

体温过高的护理。①监测体温:高热患者遵医嘱给予物理或药物降温,降温时监测降温效果及病情变化。药物降温过程中注意观察药物不良反应。长期应用抗生素者,应警惕假膜性肠炎及继发双重感染。②保持病室内合适的温度和相对湿度。③维持患者舒适:保持患者的衣裤、床单清洁和干爽。④保证患者足够的液体摄入量。

5.并发症的观察和护理

(1)多器官功能障碍:常见有急性呼吸窘迫综合征和急性肾衰竭。

急性呼吸窘迫综合征是以进行性呼吸困难和难以纠正的低氧血症为特征的急性呼吸衰竭。护理中需注意:①观察患者神志及生命体征的变化。②观察患者呼吸频率、节律、深浅度和皮肤黏膜颜色的变化,有无胸闷、气短、发绀等缺氧症状。③持续氧气吸入,监测血氧饱和度。④监测患者血气变化。⑤如患者出现神志改变,如烦躁不安、呼吸急促、费力、血氧饱和度下降时,应警惕急性呼吸窘迫综合征发生。⑥患者行气管插管或气管切开应用呼吸机辅助呼吸时,需做好气道护理。

急性肾衰竭的临床表现为无尿或少尿、氮质血症、高钾血症和代谢性酸中毒。详细记录患者每小时尿量、尿比重、尿 pH 及 24 小时出入液量,如患者出现少尿或无尿时应警惕急性肾衰竭的发生,应立即通知医师,并做好相应护理工作。

(2)感染的预防及护理。①病情观察:监测患者体温和血白细胞计数。②基础护理:协助并鼓励患者定时翻身、深呼吸、有效咳嗽及排痰,加强口腔和尿道口护理。③维持有效引流:急性胰腺炎患者术后留置多根引流管,包括胃管、腹腔引流管、T 形管、空肠营养管、胰引流管、导尿管等。应正确识别各导管的名称和部位,贴上标签后与相应引流装置正确连接固定。观察记录各引流液的颜色、性状和量。保持引流通畅,防止引流管扭曲、堵塞和受压。定期更换引流袋,注意无菌操作。④遵医嘱应用抗生素。

(3)出血的预防及护理。①密切监测生命体征变化:观察患者的排泄物、呕吐物和引流液色泽。②如胃肠减压引流出血性液体,应警惕应激性溃疡发生。③若引流液引流出大量血性液体,并有脉搏细数和血压下降的临床表现,应警惕血管破裂出血。④若呕吐物为血性或排泄物为柏油便或鲜血便,应警惕胃肠道穿孔、出血。⑤如患者有出血的征象,应立即通知医师,并做好抗休克及急诊手术止血的准备。

(4)胰瘘、胆瘘或肠瘘的预防及护理:①密切观察引流液的色泽和性质,动态监测引流液的胰酶值。②若从腹壁渗出或引流出无色透明或胆汁样液体时,应疑为胰瘘或胆瘘。③若患者腹部出现明显的腹膜刺激征,且引流出粪汁样或输入的肠内营养样液体时,考虑肠瘘。④若患者发生胰瘘、胆瘘或肠瘘时,注意保持负压引流通畅和引流管周围皮肤干燥,防止胰液、胆汁、肠液对皮肤的浸润和腐蚀。

6.健康指导

(1)指导患者及家属了解胰腺炎的病因、诱因、临床表现及预防知识,强调预防复发的重要性。

(2)指导患者养成良好的生活习惯,戒烟、酒,勿暴饮、暴食。

(3)指导患者遵医嘱服药并了解服药须知,如药名、作用、剂量、途径、不良反应及注意事项。

(4)加强自我监督,定期复查。如果发现腹部肿块不断增大,并出现腹痛、腹胀、呕血、呕吐等症状,需及时就医。

二、慢性胰腺炎

慢性胰腺炎是各种原因所致的胰实质和胰管的不可逆性慢性炎症,特点为反复发作的腹部疼痛伴不同程度的胰腺内、外分泌功能减退或丧失,故又称慢性复发性胰腺炎。

(一)病因

长期酗酒为主要病因,在我国以胆道疾病为主。其他因素,如高脂血症、营养不良、新陈代谢紊乱及急性胰腺炎造成的胰管狭窄等也与该病的发生有关。

(二)临床表现

腹痛最常见,疼痛位于上腹部剑突下或偏左,常放射到腰背部,呈束腰状。疼痛持续时间较长,可伴有食欲缺乏和体重下降。约 1/3 患者有胰岛素依赖性糖尿病,1/4 患者有脂肪泻。临床上通常将腹痛、体重下降、糖尿病和脂肪泻称为慢性胰腺炎"四联征"。少数患者可因胰头纤维增生压迫胆总管而出现黄疸。

(三)辅助检查

1.实验室检查

部分慢性胰腺炎急性发作时,血、尿淀粉酶可升高,但多数患者不升高。部分患者尿糖和糖耐量试验阳性。粪便在显微镜下有多量脂肪滴和未消化的肌纤维等。

2.影像学检查

B超可显示胰腺局限性结节、胰管扩张、胰肿大或纤维化、胰腺囊肿等。经内镜逆行胰胆管造影可见胰管狭窄、扩张、胰石、囊肿等。腹部 X 线片可显示胰腺的钙化或胰石影;计算机体层显像具有诊断价值,可见胰实质钙化、结节状、假性囊肿形成或胰管扩张等。

(四)治疗要点

慢性胰腺炎的治疗原则为治疗原发病,减轻疼痛,治疗胰腺内、外分泌功能不足及因消化、吸收不良导致的营养障碍。

1.非手术治疗

(1)病因治疗:治疗胆道疾病、戒酒。

(2)饮食疗法:少食多餐,进低脂、高蛋白、高维生素的食物,按糖尿病要求控制糖的摄入。

(3)补充胰酶制剂:特别对脂肪泻患者应给予大量外源性胰酶制剂,以助消化。

(4)镇痛:应用长效抗胆碱能药物或镇痛药物控制腹痛,必要时行腹腔神经丛封闭。

(5)营养支持:长期慢性胰腺炎多伴有营养不良,除饮食疗法外,可有计划地给予肠外和肠内营养支持。

(6)控制糖尿病:控制饮食并采用胰岛素替代疗法。

2.手术治疗

目的在于减轻疼痛、延缓疾病进展,但不能根治。

(1)纠正原发疾病:若并存胆石症应行手术取出胆石,去除病因。

(2)胰管引流术:经十二指肠 Oddi 括约肌切开术或胰管空肠侧侧吻合术。

(3)胰腺切除术:包括胰头十二指肠切除术、胰体尾切除术、胰腺次全切除术和全胰切除术。全胰切除术可用于治疗顽固性疼痛,但术后患者需终身依靠注射胰岛素和服胰酶片维持。

(4)其他:内脏神经节周围注射无水乙醇或胰头神经丛切断术及腹腔神经丛切断术,用于其他方法不能缓解的顽固性疼痛。

(五)护理措施

1.心理护理

因病程迁延、反复疼痛、腹泻等,患者常有消极悲观的情绪反应。应关心理解患者,及时了解患者需要,尽可能满足患者日常生活需要及合理要求,帮助患者树立战胜疾病的信心。

2.饮食护理

给予低脂饮食。营养不良者遵医嘱给予肠外和肠内营养支持,糖尿病患者给予糖尿病的饮食护理。

3.疼痛护理

疼痛剧烈者,遵医嘱给予镇痛药物。禁用吗啡,以免引起 Oddi 括约肌收缩。

4.健康指导

(1)指导患者及家属了解疾病相关知识,预防复发。

(2)指导患者养成良好的生活习惯,戒烟、酒。

(3)指导患者合理进食,勿过量进食,限茶、咖啡及辛辣的食物。

(4)加强自我监督,定期随诊。

第四节　急性阑尾炎

急性阑尾炎是最常见的外科急腹症之一,多发生于青壮年,男性发病率高于女性。

一、病因与转归

(一)病因

1.阑尾管腔阻塞

阑尾管腔阻塞是急性阑尾炎最常见的病因。导致阑尾管腔阻塞的原因为:①淋巴小结明显增生,约占 60%,多见于青年人。②粪石,约占 35%。③异物、炎性狭窄、食物残渣、蛔虫、肿瘤等,较少见。④阑尾的管腔细长、开口狭小、系膜短致阑尾卷曲。

2.细菌入侵

致病菌多为肠道内的革兰氏阴性杆菌和厌氧菌。阑尾管腔阻塞后,细菌繁殖并分泌内毒素和外毒素,损伤黏膜上皮,产生溃疡,细菌经溃疡面向肌层扩散。也可因肠道炎性疾病蔓延至阑尾。

3.饮食因素

长期进食高脂肪、高糖和缺乏纤维的食物,因肠蠕动减弱、菌群改变、粪便黏稠而易形成粪石,阻塞管腔造成炎症。

(二)急性阑尾炎的转归

1.炎症消退

部分单纯性阑尾炎经及时治疗后炎症消退,无解剖学上的改变。化脓性阑尾炎药物治疗后,即使炎症消退,仍遗留管腔狭窄、管壁增厚和周围粘连,转为慢性阑尾炎。

2.炎症局限

部分化脓、坏疽或穿孔性阑尾炎被大网膜包裹后,炎症可局限化,形成阑尾周围脓肿,如脓液较少,经药物治疗后可被逐渐吸收。

3.炎症扩散

炎症重、发展快、又未得到及时治疗时,可发展为弥漫性腹膜炎、化脓性门静脉炎、细菌性肝脓肿甚至感染性休克等。

根据急性阑尾炎的临床过程和病理解剖变化,可分为 4 种病理类型。①急性单纯性阑尾炎:属轻型阑尾炎或病变早期。病变多只局限于黏膜和黏膜下层。阑尾外观轻度肿胀,浆膜充血并失去正常光泽,表面有少量纤维素性渗出物。镜下,阑尾各层均有水肿和中性粒细胞浸润,黏膜表面有小溃疡和出血点。临床症状和体征均较轻。②急性化脓性阑尾炎:亦称急性蜂窝织炎性阑尾炎,常由单纯性阑尾炎发展而来。阑尾肿胀明显,浆膜高度充血,表面覆以纤维素性渗出物。镜下,阑尾黏膜的溃疡面加大并深达肌层和浆膜层,管壁各层有小脓肿形成,腔内亦有积脓。阑尾周围的腹腔内有稀薄脓液,形成局限性腹膜炎。临床症状和体征较重。③坏疽性及穿孔性阑尾炎:是一种重型的阑尾炎。阑尾管壁坏死或部分坏死,呈暗紫色或黑色。阑尾腔内积脓,压力升高,阑尾壁血液循环障碍。穿孔部位多在阑尾根部和尖端。穿孔如未被包裹,感染继续扩散,则可引起急性弥漫性腹膜炎。④阑尾周围脓肿:急性阑尾炎化脓坏疽或穿孔,如果此过程进展较慢,大网膜可移至右下腹部,将阑尾包裹并形成粘连,形成炎性肿块或阑尾周围脓肿。

二、临床表现

(一)症状

1.转移性右下腹痛

发生率为 70%～80%,即疼痛多开始于上腹部或脐周,位置不固定,在 6～

8 小时后转移并固定于右下腹。少部分患者在发病初时即表现为右下腹痛。特殊位置阑尾的腹痛部位也不相同,如盲肠后位阑尾炎的腹痛在右侧腰部,盆位阑尾炎者的腹痛位于耻骨上区,肝下区阑尾炎者表现为右上腹痛,极少数内脏反位者呈左下腹痛。

2.胃肠道反应

早期可出现畏食、恶心和呕吐,有些患者可发生腹泻或便秘。

3.全身表现

早期有乏力、低热。炎症加重可出现脉速、发热等,体温多在 38 ℃以下。阑尾穿孔形成腹膜炎时,出现寒战、体温明显升高,若发生门静脉炎还可引起轻度黄疸。

(二)体征

1.右下腹固定压痛

压痛点通常位于麦氏点,虽然压痛点随阑尾解剖位置变异会有改变,但始终固定在一个位置。阑尾炎症扩散至周围组织时,压痛范围也相应扩大,但仍以阑尾所在位置最明显。

2.腹膜刺激征

腹膜刺激征包括压痛、反跳痛、腹肌紧张、肠鸣音减弱或消失等,是壁腹膜受炎症刺激的一种防御性反应,常表示阑尾炎症加重。但小儿、老人、孕妇、肥胖、虚弱者或盲肠后位阑尾炎者的腹膜刺激征不明显。

3.右下腹包块

右下腹可扪及压痛性包块,位置固定、边界不清。阑尾穿孔和阑尾周围形成脓肿者多见。

三、辅助检查

(一)实验室检查

多数患者的血常规检查可见白细胞计数和中性粒细胞比例升高。但新生儿、老年人及人类免疫缺陷病毒感染者的白细胞计数不升高或升高不明显。部分单纯性阑尾炎患者白细胞数可无明显升高,可查血清淀粉酶、脂肪酶除外胰腺炎,β-人绒膜促性腺激素测定以排除异位妊娠。

(二)影像学检查

(1)腹部 X 线检查:立位腹平片可见盲肠扩张和液气平;钡剂灌肠 X 线检查

可见阑尾不充盈或充盈不全,阑尾腔不规则,72小时后复查仍有钡剂残留,即可诊断慢性阑尾炎。

(2)B超检查:可显示阑尾肿大或脓肿。

四、治疗要点

大部分患者应早期手术治疗,部分成人急性单纯性阑尾炎患者可经非手术治疗而痊愈。

(一)非手术治疗

仅适用于诊断不很明确或症状比较轻的单纯性阑尾炎。主要治疗措施为:应用抗生素控制感染、禁食、补液或中药治疗等。在非手术治疗期间,应密切观察病情,若病情有发展趋势,应及时行手术治疗。

(二)手术治疗

可用传统的开腹手术方法切除阑尾,也可采用腹腔镜进行手术。根据阑尾炎不同病理类型选择不同手术方式,具体方法如下。

1.急性单纯性阑尾炎

行阑尾切除术,切口一期缝合。

2.急性化脓性或坏疽性阑尾炎

行阑尾切除术,若腹腔内有脓液,应彻底清除脓液,可根据病情放置引流。注意保护切口,可一期缝合。

3.穿孔性阑尾炎

手术切除阑尾后,清除腹腔脓液并清洗腹腔,根据病情放置腹腔引流管。术中注意保护切口,冲洗腹腔,一期缝合。

4.阑尾周围脓肿

全身应用抗生素治疗或同时联合局部外敷药物,以促进脓肿吸收消退。待肿块缩小、体温正常3个月后再手术切除阑尾。若在非手术治疗过程中,病情有发展趋势,则应行脓肿切开引流手术,待3个月后再行阑尾切除术。

五、护理措施

(一)术前护理

1.心理护理

在与患者及家属建立良好沟通的基础上,做好解释安慰工作,稳定患者情绪,减轻焦虑。

2.减轻或控制疼痛

(1)采取合适卧位:协助患者采取半卧位或斜坡卧位,以减轻腹壁张力。指导患者进行有节律的深呼吸,起到放松和减轻疼痛的作用。

(2)避免增加肠腔内压力:疾病观察期间,患者禁食,必要时遵医嘱给予胃肠减压,以减轻腹胀和腹痛。解除禁食后,应在严密的病情观察下,指导患者进清淡的食物,防止腹胀而引起疼痛。

(3)药物镇痛:对诊断明确或已决定手术的剧烈疼痛患者,可遵医嘱给予解痉或镇痛药,以缓解疼痛。

(4)控制感染:遵医嘱应用足量有效抗生素,以有效控制感染,达到减轻疼痛的目的。

3.病情观察

定时测量生命体征;加强巡视,观察患者腹部症状和体征,尤其注意腹痛的变化;禁用镇静镇痛药,以免掩盖病情。

(二)术后护理

(1)密切监测生命体征及病情变化。

(2)体位:患者全麻术后清醒或硬膜外麻醉术后 6 小时,血压、脉搏平稳者改为半卧位。

(3)切口和引流管的护理:保持切口敷料清洁、干燥,观察切口愈合情况,及时发现切口出血及感染征象。妥善固定引流管,防止扭曲、打折、受压,观察并记录引流液的颜色、性状及量。

(4)饮食:患者术后禁食、胃肠减压,并经静脉补液。待肠蠕动恢复,肛门排气后,逐步恢复经口进食。

(5)应用有效抗生素,控制感染,防止并发症发生。

(6)活动:鼓励患者术后床上翻身、活动肢体,早期下床活动,以促进肠蠕动恢复,减少肠粘连的发生。

(三)并发症的预防和护理

1.切口感染的预防和护理

(1)按时更换切口敷料,及时更换被渗液污染的敷料,保持切口敷料清洁和干燥。

(2)合理应用抗生素:对化脓、坏疽或穿孔的阑尾炎患者,应根据脓液或渗液细菌培养和药物敏感试验结果应用敏感抗菌药物。

（3）加强观察：注意观察手术切口情况，若术后 2～3 天，切口部位出现红肿、压痛、波动感，且伴体温升高，应考虑切口感染。

（4）及时处理：发现切口感染后，应配合医师做好穿刺抽出脓液，或拆除缝线放出脓液及放置引流等，定期给伤口换药，及时更换被渗液浸湿的敷料，保持敷料清洁、干燥。

2.腹腔脓肿的预防和护理

（1）术后患者血压平稳后给予半坐卧位，以利于腹腔内渗液积聚于盆腔或引流，避免形成腹腔脓肿。

（2）保持引流管通畅：妥善固定引流管，防止受压、扭曲、堵塞等，确保有效引流，防止因引流不畅而致积液或脓肿。

（3）遵医嘱应用足量、敏感的抗菌药物。

（4）病情观察：术后密切观察患者的体温变化。若术后 5～7 天患者体温下降后又升高，且伴腹痛、腹胀、腹肌紧张或腹部包块等，则提示腹腔感染或脓肿。

（5）及时处理：一经确诊，应配合医师做好超声引导下穿刺抽脓、冲洗或置管引流，必要时遵医嘱做好手术切开引流的准备。

（四）健康指导

（1）对非手术治疗的患者，应向其解释禁食的目的，教会患者自我观察腹部症状和体征变化的方法。

（2）保持良好的饮食、卫生及生活习惯，餐后不做剧烈运动，尤其跳跃、奔跑等。术后鼓励患者摄入营养丰富齐全的食物，以利于切口愈合。

（3）指导患者术后早期下床活动，防止发生肠粘连甚至粘连性肠梗阻。

（4）阑尾周围脓肿者，出院时应告知患者 3 个月后再次住院行阑尾切除术。

（5）患者出院后，发现腹痛、腹胀等不适时及时就诊。

第五节　结　肠　损　伤

一、概念

结肠损伤是腹部钝性损伤及穿透性损伤所致的、较常见的空腔脏器损伤之一，也可由医源性损伤如钡剂灌肠、结肠镜检查及肠镜下微创手术的损伤、腹腔镜下操作误伤等引起。

二、病因与发病机制

(一)病因

1.结肠损伤按致伤物分类

(1)穿刺伤:刀刺伤和各种尖锐器物所致的穿通伤。

(2)火器伤:枪炮、弹片和高速飞行的杀伤性异物等所致的贯通性损伤等。

(3)钝性伤:常见腹部受到各种摔打、撞击、坠落、挤压或剧烈爆炸所引起的气浪和水浪冲击等伤害。

2.按照物理能量释放的强度

(1)高速、高能量的暴力伤:能量能在短时间内释放、聚集震荡,广泛破坏肠壁组织及其系膜血管,甚至邻近器官。损伤的特点是:组织创伤的范围大,多有复合伤,并伴有多发伤。

(2)低速、低能量的暴力伤:短时间内释放能量少,对组织的震荡轻,损伤的范围比较局限。

3.按照组织损伤的类型

(1)穿透性损伤:刀、刺等低速、低能量尖锐物的直接穿刺损伤,伤口比较单一明确。医源性的如结肠镜检查、内镜黏膜下剥离术等所致的结肠穿孔,肠壁有破口,粪便溢出肠腔外,污染腹腔或腹腔外其他组织。

(2)钝器损伤:中高能量的钝性暴力,如打架斗殴、交通事故、地震及房屋倒塌等引起的腹部闭合性损伤时,作用力直接对脊柱,可致横结肠断裂伤;或因结肠壁薄,张力大,挤压肠管破裂;或损伤累及结肠系膜的血管导致结肠坏死等。

(3)挫裂性损伤:高速、高能量的钝性暴力或传导牵拉暴力、高速火器伤等,往往有复合型损伤。这类损伤严重而复杂,一般伴有腹内多脏器及腹部以外其他脏器的多发性损伤。可导致肠壁及其系膜,甚至邻近组织器官大块损坏,结肠不全或完全穿透性破裂、横断,粪便污染重。

(二)发病机制

结肠壁薄属于结肠边缘支血管终末血液循环差,愈合能力弱;结肠内容物含有大量细菌,易位于肠腔以外可以造成严重感染。结肠腔内压力高,肠胀气后容易从损伤处或缝合处破裂。升、降结肠属于腹膜间位器官,相对固定,伤后造成腹膜后间隙的感染。

三、临床表现

因伤情不同,腹部损伤后的临床表现有很大的差异。轻微的腹部损伤,可无明显症状和体征;而严重者则可出现休克甚至处于濒死状态。实质性脏器损伤的临床表现以内出血为主,空腔脏器损伤以腹膜炎为主要表现。

(一)实质性脏器损伤

以腹腔内出血为主并伴有腹痛。患者表现为面色苍白、脉率加快,严重时脉搏微弱、血压不稳、尿量减少,甚至出现出血性休克。持续性腹痛,腹膜炎刺激症状不明显。

(二)空腔脏器损伤

胃肠道、胆道、膀胱等破裂时。主要表现为弥漫性腹膜炎,患者出现持续性剧烈腹痛,伴有恶心、呕吐,稍后出现体温升高、脉率增快、呼吸急促等全身性感染症状,严重者可发生感染性休克。空腔脏器损伤也可有某种程度的出血,若邻近的大血管合并有损伤时,可出现呕血、黑便等,直肠损伤时可出现鲜红色血便。腹膜刺激征的程度因空腔脏器内容物的不同而异,胃液、胆汁或胰液对腹膜的刺激最强,肠液次之,血液最轻。

四、辅助检查

(一)实验室检查

腹腔内实质性脏器破裂出血时,血红细胞、血红蛋白、血细胞比容等数值下降,白细胞计数略有升高。空腔脏器破裂时,白细胞计数和中性粒细胞比例明显上升。胰腺、胃肠道或十二指肠损伤时,血、尿淀粉酶升高。泌尿系统损伤时,尿常规检查可发现血尿。

(二)影像学检查

(1)B超检查:主要用于诊断实质性脏器损伤,能提示脏器损伤的部位和程度。若发现腹腔内积液和积气,则有助于空腔脏器破裂或穿孔的诊断。

(2)X线检查:腹部平片或透视发现膈下有游离气体或腹膜后有积气,且腹部肠管普遍胀气或有液气平面,以确定有否空腔脏器损伤;根据部位以确定有否结肠破裂损伤,腹平片还可发现骨折及金属异物等。

(3)计算机体层显像:能清晰地显示肝、脾、肾等脏器的被膜是否完整、大小及形态结构是否正常。

(4)其他影像学检查。①选择性血管造影:诊断肝、脾、胰、肾、十二指肠等脏器损伤。②磁共振成像:对血管损伤和某些特殊部位的血肿如十二指肠壁间血肿的诊断有帮助。③磁共振胰胆管造影:适用于胆道损伤的诊断。

(三)诊断性腹腔穿刺术或腹腔灌洗术

诊断阳性率达到 90% 以上,对于判断腹腔脏器有无损伤和哪一类脏器损伤有很大的帮助。根据抽出的液体确定,如为粪便样物质是肠损伤,有不凝固的血液可能是实质性脏器损伤。诊断性穿刺冲洗术:用套管针腹穿,抽出针芯,放入导管,吸出的液体检验,如抽不出液体,可经导管向腹腔内注入乳酸林格液或等渗盐水(10～20 mL/kg),灌洗液回收,根据肉眼观察和化验检查,符合以下任何一项即属于阳性:①冲洗液内含有肉眼可见的血液、胆汁、胃肠内容物或尿液;②镜检红细胞计数 $>0.12×10^{12}/L$;③淀粉酶超过 1 000 U/L(索氏法);④灌洗液镜检发现大量细菌,该法比诊断性穿刺术更为可靠,并发症少。

(四)腹腔镜检查

主要用于临床难于确诊时。

五、治疗要点

诊断结肠损伤后,手术是治疗的根本原则。但手术方法应视局部损伤情况而定,因手术是在血液循环较差,细菌繁殖较多的结肠进行,再加结肠内压力较高,做修补或肠吻合术极易形成结肠瘘或腹腔残余感染等并发症。具体处理方法如下。

(一)结肠壁挫伤的处理

患者因腹部损伤行剖腹探查时,发现结肠局部的浆肌层损伤,可横行缝合修补。对肠壁血肿及肠系膜血肿,可切开清除血肿、止血,无肠壁血运障碍,再行修补术。对肠壁一段或相近的肠管多段广泛浆肌层损伤,肠系膜血肿或血管损伤影响相应肠管血运障碍时,则行相应的肠段切除吻合术。如患者病情危重或局部污染严重时,可行结肠损伤部位近端造口,远端封闭或双端造口术。

(二)结肠破裂及结肠横断性损伤

(1)一期缝合修补术:对污染轻,或污染虽较重,但冲洗彻底的 12 小时以内的结肠破裂,行一期缝合修补手术或肠切除吻合手术,在手术中彻底用生理盐水冲洗腹腔及必要的腹腔引流术。

(2)回肠或结肠造口,延期关闭造口:对于多脏器损伤,休克恢复不稳,全身情况不允许,或局部污染严重又超过 12 小时的患者,可行双端造口;也可行局部肠修补或切除吻合,近端造口,远端封闭,待 3 个月后延期关闭造口。

六、护理评估

(1)健康史:询问伤者或现场目击者及护送人员,了解受伤具体经过,包括受伤时间、地点、致伤因素,以及伤情、伤后病情变化、就诊前的急救措施等。

(2)身体状况。了解腹膜刺激征的程度和范围:有无伴随恶心、呕吐,腹部有无移动性浊音,肝浊音界有否缩小或消失,肠蠕动有否减弱或消失,直肠指检有无阳性发现。了解生命体征及其他全身变化。了解辅助检查结果,评估手术耐受性。

(3)心理-社会状况:了解患者的心理变化,以及了解患者和家属对损伤后的治疗和可能发生的并发症的认知程度和家庭经济承受能力。

(4)了解手术的种类、术中患者情况,麻醉方式,手术后放置引流种类及位置,患者手术耐受程度,评估术后患者康复情况。

七、护理诊断

(一)体液不足

与损伤致腹腔内出血,严重腹膜炎,呕吐,禁食等有关。

(二)急性疼痛

与腹部损伤有关。

(三)潜在并发症

肠瘘、腹腔脓肿、休克。

八、护理措施

(一)现场急救

首先检查呼吸情况,保持呼吸道通畅。有休克表现者应尽快建立静脉通路,快速输液。伴有肠管脱出者,可用消毒碗覆盖保护,勿强行回纳。

(二)非手术治疗患者的护理

1.绝对卧床休息

给予吸氧,床上使用便盆。若病情平稳,可取半卧位。

2.禁食

防止加重腹腔污染。禁食期间全量补液,必要时输血,积极补充血容量,防止水、电解质及酸碱平衡失调。待肠蠕动功能恢复后,可开始进流质饮食。

3.监测生命体征

观察腹部体征的变化,注意腹膜刺激征的程度和范围。观察期间需注意:①尽量减少搬动,以免加重伤情。②结肠破裂者严禁灌肠。

4.用药护理

遵医嘱应用广谱抗生素防治腹腔感染,注射破伤风抗毒素。必要时,进行肠外营养支持。

5.术前准备

除常规准备外,还应包括交叉配血试验、留置胃管、补充血容量。血容量严重不足的患者,在严密监测中心静脉压的前提下,可在 15 分钟内输入液体 1 000～2 000 mL。

6.心理护理

主动关心患者,提供人性化服务。向患者解释可能出现的并发症、相关的治疗和护理知识,缓解其焦虑和恐惧,稳定情绪,积极配合各项治疗和护理。

(三)手术治疗患者的护理

1.根据麻醉和手术情况选择合适体位

血压平稳改为半卧位,以利于腹腔引流,减轻腹痛,改善呼吸循环功能。

2.严密监测生命体征变化,做好呼吸、循环和肾功能的监测和维护

注意腹部体征的变化,及早发现腹腔脓肿等并发症。

3.禁食,胃肠减压

待肠蠕动恢复、肛门排气后停止胃肠减压,若无腹胀不适可拔除胃管。从进食少量流质饮食开始,根据病情逐渐过渡到半流质饮食、普食。

4.静脉输液与用药

禁食期间静脉补液,维持水、电解质和酸碱平衡。必要时给予完全胃肠外营养,以满足机体高代谢和修复的需要,并提高机体抵抗力。术后继续使用有效的抗生素,控制腹腔内感染。

5.鼓励患者早期活动

早期活动有助于促进血液循环,防止静脉血栓,改善肺功能等效果。首先定时翻身,其次进行下肢运动练习,包括髋、膝关节屈伸及足部旋转运动。

(1)指导翻身:翻身时上面的腿弯曲,用枕头支撑,抓住对侧床栏,以同样的方法翻向另一边,翻身时锻炼腹式呼吸和咳嗽。

(2)指导腿部运动:半卧位,膝盖弯曲,抬高下肢保持几秒钟,然后伸直,放低。每条腿做 5 次,另一条腿重复,然后腿做环形运动,向内、向外再向内,重复做 5 次。

6.腹腔引流护理

区分各引流管放置的部位和作用,并做好标记、妥善固定。保持引流通畅,若引流液黏稠,可通过负压吸引防止堵塞。观察并记录引流液的量、性状和颜色,如有异常及时通知医师。熟悉各类引流管的拔管指征,并进行宣教。

7.做好造口护理

术后第 0~2 天,由护士观察和评估造口及造口周围皮肤情况,为患者清洗造口及粘贴造口袋,指导患者家属观看换袋过程。术后第 3~4 天,鼓励患者观看和触摸自己的造口。术后第 5~8 天,指导患者参与换袋过程:如何清洗和测量造口大小,裁剪和粘贴造口袋的技巧,向患者介绍造口袋的种类、特性、价格,指导患者试用合适和喜爱的造口袋。1 周后拆除造口缝线和造口支架。术后第 9~10 天,评估患者的换袋技能,并及时给予纠正。为患者选择合适的造口用品,并指导如何储存造口用品和清洗两件式造口袋。

8.并发症的观察与护理

(1)受损器官再出血:①取平卧位,禁止随意搬动患者,以免诱发或加重出血。②密切观察和记录生命体征及面色、神志、末梢循环情况,观察腹痛的性质、持续时间和辅助检查结果的变化。若患者腹痛缓解后又突然加剧,同时出现烦躁、面色苍白、肢端温度下降、呼吸及脉搏增快、血压不稳或下降等表现。腹腔引流管间断或持续引流出鲜红色血液,血红蛋白和血细胞比容降低,常提示腹腔内有活动性出血。一旦出现以上情况,通知医师并协助处理。③建立静脉通路,快速补液、输血等,以迅速扩充血容量,积极抗休克,同时做好急症手术的准备。

(2)腹腔脓肿:①剖腹探查术后数天,患者体温持续不退或下降后又升高,伴有腹胀、腹痛、呃逆、直肠或膀胱刺激症状,辅助检查血白细胞计数和中性粒细胞比例明显升高,多提示腹腔脓肿形成。伴有腹腔感染者可见腹腔引流管引流出较多浑浊液体,或有异味。②主要护理措施:合理使用抗生素,较大脓肿采用经皮穿刺置管引流或手术切开引流。盆腔脓肿较小或未形成时应用 40~43 ℃水温保留灌肠或采用物理透热等疗法,给予患者高蛋白、高热量、高维生素的食物或肠内外营养治疗。

九、护理评价

(1)体液平衡得以维持,生命体征稳定,无脱水征象。

(2)腹痛缓解或减轻。

（3）未发生出血、肠瘘、腹腔脓肿或休克等并发症，或出现并发症能得到及时的处理。

十、健康教育

（1）加强安全教育：宣传劳动保护、安全行车、遵守交通规则的知识，避免意外损伤的发生。

（2）普及急救知识：在意外事故现场，能进行简单的急救或自救。

（3）及时就诊：一旦发生腹部损伤，无论轻重，都应经专业医护人员检查，以免延误治疗。

（4）出院指导：①视损伤情况合理安排休息，加强锻炼，增加营养，促进康复。②指导造口护理，出院后1～2周造口专科门诊就诊，了解患者或家属护理造口的技巧。③若出现造口袋粘贴不稳，造口周围皮肤红肿、疼痛、出血或腹痛、腹胀、肛门（造口）停止排气排便等不适，应及时到医院就诊。

第六节　大　肠　癌

大肠癌包括结肠癌和直肠癌，是消化道常见的恶性肿瘤之一。

一、病因

大肠癌发病原因尚未完全明确，根据流行病学调查结果和临床观察发现，可能与下述因素有关。

（一）饮食习惯

常食用高脂肪、高蛋白、低纤维的食物与大肠癌的发生有一定相关性。此外，过多食用腌制食品能增加肠道内致癌物质，诱发大肠癌。

（二）遗传因素

大肠癌与遗传因素有关。家族性多发性息肉病及无息肉结直肠癌综合征者的发病率明显高于普通人群。

（三）癌前病变

多数大肠癌由腺瘤癌变而致，其中以家族性腺瘤和绒毛状腺瘤癌变率最高。某些慢性炎性病变，如溃疡性结肠炎、克罗恩病及血吸虫性肉芽肿等，也被列入癌前病变。

二、病理生理和分型

(一)大体分型

1.隆起型

肿块向肠腔内生长,呈菜花状、结节状,息肉状隆起,大的肿块表面易溃烂。生长较慢、转移较晚、恶性程度低,预后较好。

2.溃疡型

肿瘤向肠壁深层浸润生长。此型早期可发生溃疡,边缘隆起,中央凹陷;表面糜烂、易出血、感染,甚至穿透肠壁。此型分化程度低,转移较早,恶性程度高,是结肠癌最常见的类型。

3.浸润型

肿瘤沿肠壁各层环状浸润,极易引起肠腔狭窄或梗阻。此型转移较早,分化程度低,预后差。

(二)组织学分类

1.腺癌

结、直肠腺癌细胞主要是柱状细胞、黏液分泌细胞和未分化细胞,进一步分类主要为管状腺癌和乳头状腺癌,占 75％～85％,其次为黏液腺癌,占 10％～20％。

2.腺鳞癌

亦称腺棘细胞癌,肿瘤由腺癌细胞和鳞癌细胞构成。其分化多为中分化至低分化。腺鳞癌和鳞癌主要见于直肠下段和肛管,较少见。

3.未分化癌

癌细胞弥漫成片状或团块状,预后最差。

(三)恶性程度

按 Broder 分级,视癌细胞分化情况分四级,有助于判断疾病的预后。①Ⅰ级:2/3 以上癌细胞分化良好,为高分化,恶性度低。②Ⅱ级:1/2～2/3 的癌细胞分化良好,为中等分化,恶性度一般。③Ⅲ级:少于 1/4 的癌细胞分化良好,为低分化,恶性度高。④Ⅳ级:未分化癌。

(四)临床分期

目前常用的是国际抗癌联盟(UICC)提出的 TNM 分期法和我国提出的

Dukes 改良分期,后者更简化,应用方便。

1.TNM 分期法

T 代表原发肿瘤,T_X 为原发肿瘤无法评价。无原发肿瘤证据为 T_0;原位癌为 T_{is};肿瘤侵及黏膜下层为 T_1;侵及黏膜肌层为 T_2;穿透肌层至浆膜下或侵及无腹膜覆盖的结直肠旁组织为 T_3;穿透脏腹膜或侵及其他脏器或组织为 T_4。N 为区域淋巴结,N_X 代表区域淋巴结无法评价;无区域淋巴结转移为 N_0;1～3 个区域淋巴结转移为 N_1;4 个及 4 个以上区域淋巴结转移为 N_2。M 为远处转移,无法估计远处转移为 M_X;无远处转移为 M_0;凡有远处转移为 M_1。

2.Dukes 改良分期

(1)A 期:癌肿局限于肠壁,又可分为 3 期。①A_1:癌肿侵及黏膜或黏膜下层;②A_2:癌肿侵及肠壁浅肌层;③A_3:癌肿侵及肠壁深肌层。

(2)B 期:癌肿穿透肠壁或侵及肠壁外组织、器官,尚能整块切除,但无淋巴结转移。

(3)C 期:癌肿侵及肠壁任何一层,但有淋巴结转移。又可分 2 期。①C_1 期:淋巴转移仅局限于肿瘤附近;②C_2 期:淋巴转移至系膜及其淋巴结。

(4)D 期:发生远处转移或腹腔转移或广泛浸润,侵及邻近脏器。

(五)扩散和转移方式

1.直接浸润

癌细胞向肠管周围及肠壁深层浸润性生长,穿透肠壁后可侵入邻近器官,如膀胱、子宫、输尿管、前列腺等,甚至形成内瘘。

2.淋巴转移

为大肠癌最常见的转移方式。

(1)结肠癌:一般先累及邻近病变部位的淋巴结,再侵及所属的动脉旁淋巴结,之后沿肠系膜上、下动脉根部淋巴结到腹主动脉旁的淋巴结并向上转移。晚期患者可向左锁骨上淋巴结转移。

(2)直肠癌:上段直肠癌向上沿直肠上动脉、肠系膜下动脉根部及腹主动脉旁淋巴结向上转移。下段直肠癌以上方和侧方转移为主,可沿侧韧带内淋巴管转移至髂内淋巴结,亦可向下穿过肛管括约肌转移至双侧腹股沟淋巴结。

3.血行转移

癌细胞侵入静脉后,经门静脉系统移至肝,甚至进入体循环向远处转移至肺,少数也可转移至脑或骨骼。

4.种植播散

癌细胞直接穿透肠壁,脱落、种植于腹膜或其他器官表面。直肠癌发生种植转移较少。

三、临床表现

(一)结肠癌

早期多无明显症状或特异性表现,易被忽视。随病程发展与病灶增大,出现一系列症状。

1.排便习惯和粪便形状改变

常为最早出现的症状。患者表现为大便次数增多,大便不成形或稀便,伴腹泻、便秘,或腹泻与便秘交替出现,粪便带血、脓或黏液。

2.腹痛

也是较早出现的症状。患者表现为定位不确切的持续性隐痛,或仅为腹部不适或腹胀感。若发生肠梗阻,腹痛加剧,甚至阵发性绞痛。

3.肠梗阻

属晚期症状。一般呈慢性、低位、不完全性肠梗阻,患者表现为腹胀、便秘,有时伴腹部胀痛或阵发性绞痛。若发生完全性肠梗阻,症状加剧。

4.全身症状

由于慢性失血、癌肿溃烂、感染、毒素吸收等原因,患者可出现贫血、消瘦、乏力、低热等全身症状。晚期可出现恶病质。

结肠癌因位置不同而有不同临床表现:①右半结肠肠腔较大,肿瘤多向肠腔突出生长,呈菜花状;粪便稀薄,可出现腹泻、便秘交替;便血与大便混合。特点为贫血、腹部肿块和消瘦乏力,肠梗阻较少见。②左半结肠肠腔较小,肿瘤多呈浸润生长而引起环状狭窄,加之肠内粪便多已成形,以肠梗阻症状多见。若肿瘤破溃,粪便表面亦可有鲜血或黏液。

(二)直肠癌

早期多无明显症状,易被忽视。当病情发展并伴感染时,症状才明显。

1.直肠刺激症状

癌肿刺激直肠产生频繁便意而致排便习惯改变,便前常感肛门下坠、里急后重和排便不尽感。晚期出现下腹痛。

2.黏液血便

若癌肿破溃,大便表面带血和黏液。血便是直肠癌患者最常见的症状,85%

患者早期出现便血,出血量由少至多。若伴感染,可出现脓血便。

3.粪便变细和排便困难

随肿瘤增大,肠腔变窄,粪便逐渐变细。患者表现为腹胀、腹痛或阵发性绞痛,肠鸣音亢进,粪便变细及排便困难等慢性肠梗阻症状。

4.转移症状

肿瘤晚期,癌肿侵及前列腺、膀胱,可出现尿频、尿痛。若侵及骶前神经则出现持续性剧烈疼痛。若转移至肝脏,出现腹水、肝大、黄疸、贫血、水肿等,甚至恶病质表现。

四、辅助检查

(一)直肠指检

为诊断直肠癌最直接和主要的方法。75%以上的直肠癌为低位,可通过直肠指检触及其部位、大小、范围和周围组织的关系。

(二)实验室检查

(1)大便潜血试验:可作为大规模普查手段和高危人群初筛检查,持续阳性者需进一步检查。

(2)血液检查:癌胚抗原测定对结肠癌诊断特异性不高,但对判断患者预后、疗效和复发有一定作用。

(三)影像学检查

(1)X线钡剂灌肠或气钡双重对比造影:是诊断结肠癌的重要检查手段,可观察结肠运动,显示结肠内异常形态。

(2)B超和计算机体层显像:有助于了解直肠癌的浸润深度及局部淋巴结转移情况,可提示有无腹部肿块、腹腔内肿大淋巴结及有无肝内转移等。

(四)内镜检查

内镜检查包括直肠镜、乙状结肠镜和纤维结肠镜检查。内镜检查可在直视下取活组织做病理学检查,是诊断大肠癌最有效、可靠的方法。

五、治疗要点

手术切除是治疗大肠癌的主要方法,并辅以化学治疗、放射治疗等综合治疗。

(一)手术治疗

手术方式的选择应综合考虑肿瘤的部位、大小、范围、活动度及细胞分化程度等因素。

1.根治性手术

(1)结肠癌根治性手术:切除范围包括肿瘤所在的肠袢及其系膜和区域淋巴结。根据肿瘤部位的不同,可分为右半结肠切除术、横结肠切除术、左半结肠切除术和乙状结肠切除术。

(2)直肠癌根治术:切除范围包括肿瘤及其两端足够肠段、全部或部分受累器官、周围被浸润组织和全直肠系膜、淋巴结。包括局部切除术、腹会阴联合直肠癌根治术、经腹腔直肠癌切除术、经腹直肠癌切除、近端造口术、远端封闭术和全盆腔清扫术等。

2.姑息性手术

适用于有远处转移的晚期癌症患者,但局部癌肿尚能切除者,仅切除癌肿所在的局部肠段。对于局部癌肿不能切除的晚期癌患者,为解除梗阻,可行梗阻近端肠管与远端肠管端侧或侧侧吻合术,或梗阻近端做结肠造口术。

3.结肠癌并发急性肠梗阻

应行紧急手术以解除梗阻。若患者全身情况差,可先行肿瘤切除、肠道造瘘或短路手术,待病情稳定后,再行二期手术。

(二)非手术治疗

1.放射治疗

术前放射治疗可提高手术切除率和生存率。术后放射治疗仅适用于晚期癌症、无法根治或局部复发的患者,降低局部复发率。

2.化学治疗

化学治疗配合根治性切除术,可提高5年生存率。给药途径有区域动脉灌注、门静脉给药、静脉给药、术后腹腔置管灌注给药等。

3.中药治疗

以中药补气益血、调理腑脏、清肠解毒,扶正的作用。

4.其他

如基因治疗、导向治疗、免疫治疗等,但尚处于探索阶段。

六、护理措施

(一)术前护理

1.心理护理

患者一旦诊断癌症,将面临疾病本身、治疗及经济负担等多重打击,由此产生不良心理反应。行人工肛门者尚还需承受自我形象受损的打击。因此,护士需根据患者具体情况,做好安慰、解释工作,真实且技巧性地回答患者的疑问。指导患者和家属通过各种途径获得疾病相关知识,寻求社会支持,以树立战胜疾病的信心,消除焦虑和恐惧的心理,提高适应能力。

2.营养支持

术前以高蛋白、高热量、高维生素、易消化的少渣饮食为主,保证足够能量需求。必要时,遵医嘱少量多次输血,以纠正贫血和低蛋白血症。若患者消瘦、脱水明显或急性肠梗阻,应注意纠正水、电解质及酸碱平衡紊乱,以提高手术耐受力。

3.肠道准备

术前充分的肠道准备可减少或避免术中污染,防止术后腹胀和切口感染,利于吻合口愈合。

(1)传统肠道准备法:①术前 3 天进食少渣半流质饮食,术前 2 天起进食流质饮食,术前 12 小时禁食、4 小时禁水。②术前 3 天番泻叶 6 g 泡茶饮用或术前 2 天口服泻剂,如硫酸镁 15～20 g 或蓖麻油 30 mL,每天上午 1 次。术前 2 天晚行 1％～2％肥皂水灌肠,术前 1 天晚行清洁灌肠,灌肠过程中若患者出现剧烈腹痛、面色苍白、出冷汗等症状,应立即停止灌肠并处理。③口服抗菌药物以抑制肠道细菌,如新霉素、甲硝唑、庆大霉素等。④因控制饮食和服用肠道杀菌剂导致维生素 K 的合成和吸收减少。因此,遵医嘱适当补充维生素 K。

(2)全肠道灌洗法:患者于术前 12～14 小时开始口服 37 ℃左右等渗平衡电解质液(由氯化钠、碳酸氢钠及氯化钾配制),引起容量性腹泻,以达到彻底清洗肠道的目的。灌洗液中可加入抗菌药物,量不少于 6 000 mL。灌洗全程 3～4 小时,年迈体弱、心肾等脏器功能障碍和肠梗阻患者不宜选用此方法。

(3)甘露醇口服肠道准备法:术前 1 天午餐后 0.5～2 小时,口服 5％～10％甘露醇 1 500 mL。甘露醇为高渗性溶液,口服后因吸收肠壁水分而促进肠蠕动,引起腹泻,从而达到清洁肠道的目的。此法患者无需做饮食准备。但因甘露醇在肠道内被细菌酵解而产生大量气体,术中使用电刀易引起爆炸,应予注意。对于年老体迈、心肾功能不全者禁止使用此法。

(4)其他:若患者有肠梗阻症状,术前准备时间应延长。对于直肠癌肠腔狭窄患者,灌肠应选择粗细合适的肛管,并在直肠指诊引导下(或直肠镜直视下),轻轻通过狭窄口至狭窄病变以上肠腔行灌肠。对于高位直肠癌患者,禁用高压灌肠,以防癌细胞扩散。

4.对于肿瘤侵及阴道后壁的女患者

术前3天每晚阴道冲洗。

(二)术后护理

1.病情观察

(1)监测生命体征变化,根据病情设定监测时间。

(2)严密观察患者有无腹痛、腹膜炎等吻合口瘘的症状和体征,一旦发现,及时报告医师并协助处理。

2.体位

全麻清醒后,血压平稳者,应取半卧位。

3.饮食护理

留置胃肠减压期间,经静脉补充液体和营养液,并准确记录24小时出入水量,预防水和电解质失衡。术后48~72小时后,肛门排气或结肠造口开放后,拔除胃肠减压,喂食少量温开水,观察有无腹胀、恶心、呕吐等不良反应。若无不良反应,可进流质饮食,如米粥、菜肉汤等。术后1周逐渐过渡为少渣半流质饮食,术后2周左右可进少渣普食,食物以高热量、高蛋白、高维生素、低渣为主,如豆制品、鱼或蛋类等。

4.引流管护理

妥善固定,保持引流管通畅,避免受压、扭曲、堵塞;观察并记录引流液的颜色、性状及量;保持引流管周围皮肤清洁、干燥,及时更换污染、渗湿的敷料。一般骶前引流管留置5~7天。

5.留置导尿管护理

腹会阴联合直肠癌根治术术后患者导尿管放置2周左右,留置导尿管期间应保持其通畅,防止扭曲、受压,观察并记录尿液情况。拔导尿管前,先试行夹闭导尿管,每4~6小时或患者有尿意时开放导尿管,以训练膀胱舒缩功能,防止排尿功能障碍。

6.结肠造口的护理

(1)造口开放前的护理:造口周围用凡士林或生理盐水纱布保护,及时更换污染的外敷纱布,防止感染。注意观察有无张力过大、缝合不严、血运障碍等原因导致肠段回缩、出血、坏死等现象。

(2)保护腹壁切口:结肠造口一般于术后2~3天开放。开放后取偏离腹壁切口的侧卧位,并用塑料薄膜将腹壁切口与造口隔开,以防流出的稀薄粪便污染腹壁切口,导致感染。

(3)造口的观察与护理：造口开放后，注意观察造口肠黏膜的色泽，造口肠段有无回缩、出血及坏死等症状，及时清洁造口分泌物及渗液，保持造口周围皮肤清洁、干燥，避免感染。

(4)正确使用造口袋，保护造口周围皮肤：①选择合适袋口。②造口袋内充满 1/3 排泄物，应及时予以更换。③观察造口周围皮肤有无红、肿、破溃等现象。于每次更换造口袋后用中性皂液或 0.5% 氯己定溶液清洁造口周围皮肤，涂氧化锌软膏或防漏膏，防止皮炎和皮肤糜烂。④除使用一次性造口袋外，还可备用 3～4 个造口袋用于更换。将使用过的造口袋用中性洗涤剂和清水洗净，或用 1∶1 000 氯己定溶液浸泡 30 分钟，擦净、晾干备用。

(5)饮食指导：①注意饮食卫生，避免腹泻。②避免进食胀气性或有刺激性气味的食物。③避免食用引起便秘的食物。

(6)造口并发症的观察与护理：①造口处拆线愈合后，每天扩肛 1 次，防止造口狭窄。注意观察有无腹痛、腹胀、恶心、呕吐、停止排气和排便等肠梗阻症状。②若患者进食 3～4 天仍未排便，选择粗导尿管行造口灌肠。常用液状石蜡或肥皂水，插入深度不超过 10 cm。注意压力不可过大，以防肠道穿孔。

7.健康指导

(1)鼓励患者参加适量活动，保持心情舒畅和生活规律，逐渐恢复正常社交活动。

(2)教会患者结肠造口的护理：出院后每 1～2 周扩张造口一次，持续 2～3 个月。若发现造口狭窄、排便困难等情况，及时到医院就诊。

(3)饮食指导：鼓励患者多吃新鲜蔬菜、水果，多饮水，避免高脂肪、辛辣及刺激性食物。对于结肠造口患者，应控制过多粗纤维食物、过稀及胀气的食物。

(4)教会患者正确使用造口袋，养成定时排便的习惯。

(5)定期复查：每 3～6 个月复查 1 次。化学治疗患者需定期检查血常规，尤其白细胞和血小板计数。

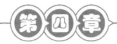

神经外科护理

第一节 脑血管病变

一、疾病概述

(一)概念

1.颅内动脉瘤

颅内动脉瘤是脑动脉壁的局限性异常扩大,以囊性动脉瘤最为常见,其他还有梭形动脉瘤、夹层动脉瘤、假性动脉瘤等。囊性动脉瘤也称浆果样动脉瘤,动脉瘤90%发生于颈内动脉系统,通常位于颅内大动脉的分叉处,尤以脑底动脉环多见,即血管壁受血流动力学冲击力最大的部位。动脉瘤10%发生于椎-基底动脉系统,以梭形动脉瘤为常见。颅内动脉瘤破裂是引起自发性蛛网膜下腔出血最常见的原因,约占85%。

2.缺血性脑卒中

各种原因引起的脑血管疾病急性发作,造成脑的供应动脉狭窄或闭塞以及非外伤性的脑实质性出血,并引起相应临床症状及体征,称为脑卒中。缺血性脑卒中占全部脑卒中的60%～80%,是指各种原因引起的脑血液供应障碍,导致脑组织缺血缺氧性坏死。脑动脉闭塞致供血区缺血超过5分钟后,局部脑组织发生脑梗死。

(二)相关病理生理

1.颅内动脉瘤

动脉瘤腔内有不同程度的血栓形成。动脉瘤外膜层有炎症细胞浸润及红细胞渗出,形成动脉瘤周围炎,是动脉瘤与周围组织粘连的主要原因。80%非外伤性蛛网膜下腔出血是因为颅内动脉瘤破裂出血。出血后3周内以纤维素网形成新的动脉瘤壁,稀疏而缺乏韧性,容易再次破裂。

2.缺血性脑卒中

脑缺血时细胞高能化合物的丢失引起 Na^+-K^+ 梯度丧失,导致大量 Ca^+ 迅速进入细胞内,激活膜磷脂酶和蛋白激酶,产生前列腺素前体和花生四烯酸等炎性因子,引起血小板聚集、凝固、血管痉挛和水肿。

(三)病因与诱因

(1)颅内动脉瘤有先天因素(发育异常),动脉粥样硬化(如梭形动脉瘤),外伤例如损伤或持续牵拉造成动脉瘤壁弹力纤维断裂管壁变薄,在血管内压力下形成假性动脉瘤。

(2)缺血性脑卒中:最常见的病因为动脉粥样硬化、高血压、高脂血症、糖尿病等。其他病因有非特异性脑动脉炎、脑血管淀粉样病等。

(四)临床表现

1.颅内动脉瘤

(1)非出血症状:头痛,癫痫发作。较大的动脉瘤可压迫周围脑组织产生偏瘫、动眼神经麻痹等局灶性神经障碍。

(2)出血症状:突发剧烈头痛是最常见的症状,见于97%的患者。通常伴呕吐、意识障碍、晕厥、畏光、颈项强直(脑膜刺激征)。严重者因急性颅内压增高而引发枕骨大孔疝,导致呼吸骤停。

2.缺血性脑卒中

(1)颈内静脉系统(前循环)脑梗死:对侧肢体瘫痪、感觉障碍及同向偏盲,优势半球受累还可出现不同程度的食欲减退、失用和失认。当眼动脉受累时出现一过性黑矇。

(2)椎-基底动脉系统(后循环)脑梗死:表现为眩晕、恶心、呕吐、眼球震颤、吞咽困难。

(五)辅助检查

1.影像学检查

头颅计算机体层显像主要用于蛛网膜下腔的诊断,为首选检查。计算机体层显像血管成像、磁共振血管成像对诊断脑血管病有较大的参考价值。

2.数字减影脑血管造影

数字减影脑血管造影是诊断脑血管病的"金标准",显示动脉瘤或者动静脉畸形的部位、大小、形态,显示脑血管梗死部位。

3.血液化验

血糖、血脂、凝血功能检查。

(六)治疗原则

1.手术治疗

通常首选血管内介入栓塞动脉瘤或动静脉畸形术,也有选择开颅手术夹闭动脉瘤瘤颈。脑动脉完全闭塞者,应在时间窗内及时进行选择性动脉溶栓手术或者支架取栓术。大面积脑梗死行去骨瓣减压加部分梗死脑组织切除术。

2.非手术治疗

非手术治疗适用于缺血性脑卒中,包括扩张血管、调控血压、调控血糖、血液稀释及扩容、抗凝降纤治疗、静脉溶栓等。卒中单元管理模式有效降低脑卒中的病死率和病残率。

二、护理评估

(一)一般评估

1.生命体征

有原发性高血压病史,出血后颅内压增高,血压继续升高。小脑脑干部位的出血或梗死,呼吸不规则,脉搏缓慢,体温无变化。早期血管痉挛发生于出血数小时之内,表现为出血后意识障碍、出血量不大但呼吸突然停止。

2.患者主诉

头痛,或有晕厥、畏光、癫痫发作,较大的动脉瘤可压迫周围脑组织产生偏瘫、动眼神经麻痹等局灶性神经障碍。

3.相关记录

既往病史,治疗经过,服药种类及效果,发病诱因和经过,当地医院化验结果以及计算机体层显像、磁共振成像、数字减影脑血管造影影像资料。

(二)身体评估

(1)老年患者既往有无动脉粥样硬化高血压病史,高血脂、糖尿病病史,血管淀粉样病变,发病的特点和经过,有无创伤史。

(2)评估意识状态、瞳孔、肌力及肌张力、感觉功能、深浅反射及病理反射等。

注意患者有无进行性颅内压增高及脑疝症状;有无神经系统功能障碍,是否影响患者自理能力,有无发生意外伤害的危险;是否有水、电解质及酸碱平衡失调;营养状况及重要脏器功能。

(3)脑膜刺激征:脑膜刺激征是蛛网膜下腔出血时,脑膜、脊膜受到刺激并影响到脊神经根,在牵拉刺激时引起相应肌群反射性痉挛的一种病理反射。被检查者仰卧,检查者以一手托起患者枕部,另一手置于胸前做屈颈动作,感到抵抗力增强,即为颈部阻力增高或颈强直,在排除颈椎或颈部肌肉局部病变后即可认为有脑膜刺激征。

(4)布鲁津斯基征:被检查者仰卧,下肢伸直,检查者一手托起被检查者枕部,另一手按于其胸前。当头部前屈时,双髋与膝关节同时屈曲则为阳性。

(三)心理-社会评估

(1)患者的感知能力、认知能力是否正常,有无定向力、记忆力、注意力、语言能力等障碍,情绪状态如何。

(2)自我概念:对自己充满信心,或者是觉得自己无能为力、毫无希望。

(3)受教育的情况、职业及工作环境、经济负担给患者带来心理压力。

(4)生活与居住环境:包括卫生状况、家庭人口构成、家庭关系是否融洽、患者在家庭中的地位、病后对家庭的影响。

(5)脑血管病变发病较急骤,患者及家属常因无心理准备而出现焦虑、恐惧不安等情绪。评估患者及家属的心理状况,患者及家属对疾病及其手术治疗方法、目的和结果有无充分了解,对手术的心理反应或对急诊手术有无思想准备,有何要求和顾虑。

(四)辅助检查阳性结果评估

无创的检查首选计算机体层显像血管成像或磁共振血管成像。数字减影脑血管造影是诊断脑血管病的"金标准"。出凝血时间在正常范围内才能执行动脉溶栓治疗方案。

(五)治疗效果评估

1.非手术效果评估

腔隙性脑梗死采用静脉溶栓后,症状好转,神经功能逐渐恢复。介入材料栓塞未破裂动脉瘤和动静脉畸形,效果明显,恢复很快。6~12个月后复查脑血管造影。

2.手术效果评估

开颅夹闭颅内动脉瘤或切除动静脉畸形的患者,术后恢复需要较长一段时间。护理观察及时发现并发症、及时处理,赢得时机保护神经功能。

三、主要护理诊断

(1)焦虑:与担心疾病的预后有关。

(2)舒适的改变:与头痛、畏光有关。

(3)脑组织灌注异常:与脑缺血有关。

(4)有出血的危险:与动脉瘤再破裂有关。

(5)清理呼吸道低效或无效:与患者昏迷、吞咽咳嗽反射减弱有关。

(6)躯体移动障碍:与大脑运动中枢功能障碍有关。

(7)语言沟通障碍:与大脑语言中枢功能受损有关。

(8)有吞咽困难、窒息的危险:与意识障碍或延髓麻痹有关。

(9)有皮肤完整性受损的危险:与意识障碍、偏瘫、大小便失禁有关。

(10)潜在并发症。①颅内压增高及脑疝:与颅内出血或脑栓塞、脑梗死有关。②脑血管痉挛:与蛛网膜下腔出血有关。③肺部感染:与昏迷、吞咽咳嗽反射减弱或消失有关。④深静脉血栓形成:与血流动力学改变、长期卧床有关。

四、主要护理措施

(一)术前护理

1.预知病情变化

对于因蛛网膜下腔出血入院的患者,应及时向家属交代,患者在住院期间随时可能因动脉瘤再次破裂而发生出血的危险性。

2.绝对卧床

颅内动脉瘤破裂出血患者应在重症监护室观察。监测其意识、血压、脉搏、呼吸等生命体征,执行镇痛镇静、止血、脱水、激素、通便缓泻等对症治疗等。

3.维持血压稳定

因血压波动可能引起动脉瘤再破裂出血,应用药物控制血压在目标范围内。剧烈咳嗽致胸腔压力升高,用力排便致腹腔压力增高,强光刺激或者嘈杂的噪声,激烈的情绪波动,都有可能导致血压骤升,应该避免此类因素发生。血压骤然降低导致脑缺血,加重脑血管痉挛。理想的血压控制目标必须考虑到患者的基础血压水平,维持正常或轻度高血容量。

(二)术后护理

1.舒适卧位

床头抬高 15°～30°,避免头颈部过度扭曲以利于颅内静脉回流。动脉瘤栓塞术后,患者绝对卧床 24 小时,术侧下肢制动 6～12 小时。翻身时应扶持头部,轴线翻身。

2.病情观察

密切观察意识、瞳孔、生命体征、肢体活动与肌力和引流情况。及时发现再出血迹象。对失语患者采取书写等方式促进沟通。

3.防止意外受伤

对肢体麻木或偏瘫患者注意防跌倒、烫伤、压疮。对躁动不安患者使用约束带,报告医师,必要时使用适合的镇静剂,防坠床。

(三)并发症观察与护理

1.脑血管痉挛

表现为一过性神经功能障碍、头痛、短暂的意识丧失、肢体麻木或偏瘫失语等。早发现早处理,可避免脑缺血缺氧造成不可逆损伤。

2.脑梗死

因血栓形成或脑血管痉挛引起脑灌注不足。如果患者出现一侧肢体无力、偏瘫或加重、意识障碍加重甚至昏迷,即可考虑脑梗死。遵医嘱给予扩血管、增加血容量、溶栓治疗等。

3.下肢深静脉血栓

动脉硬化、高凝血状态、长期卧床将导致下肢深静脉血栓。注意观察对比双下肢皮肤温度、肌肉弹性,是否有肿胀,及早使用抗血栓压力袜。被动运动患者肢体,尽早下床循序渐进活动。

(四)用药护理

预防脑血管痉挛采用尼莫地平,给药期间注意观察胸闷、面色潮红、血压下降、心率缓慢等不良反应。采用硝普钠控制血压必须使用微量泵,测量血压每15～30 分钟 1 次,根据医嘱将血压控制在一定范围,并且注意防止血压骤升骤降。介入过程中肝素化,必要时使用鱼精蛋白中和。选择性动脉溶栓使用抗凝药物后,定时采血标本检测凝血酶原时间和活动度,注意皮肤、牙龈、穿刺部位有无出血迹象。低分子肝素钙注射方法按说明书注射在皮下。

(五)心理护理

脑血管病发病较急,病情较重,有些患者发病前没有诱因和先兆,这对于患者和家属都是严重的打击。向患者和家属介绍治疗成功的案例,树立信心配合治疗。缺血性脑卒中患者出现肢体瘫痪、活动障碍、生活不能自理,思想负担重。护士要及时沟通,让患者和家属了解瘫痪肢体锻炼的重要性,配合康复治疗,尽早恢复肢体功能。

(六)健康教育

疾病相关知识,遵医嘱定期复查脑血管造影,选择适合的轻体力运动。

五、护理效果评估

(1)住院期间患者焦虑、恐惧感减轻,舒适感增强。

(2)卧床期间及静脉输液时,患者的生活需要基本得到满足。

(3)密切观察病情,及时发现变化并得到有效处理。

(4)配合康复理疗师协助患者运动。

(5)患者无压疮、跌倒等护理并发症。

(6)患者能回答按时复查的意义。

第二节　颅脑损伤

一、疾病概述

(一)概念

颅脑损伤是指暴力作用于头部造成的颅骨和脑组织器质性损伤。根据致伤源、受力程度等因素不同,将伤后脑组织与外界相通与否而分为开放性及闭合性颅脑损伤。前者多由锐器或火器直接造成,均伴有头皮裂伤、颅骨骨折、硬脑膜破裂和脑脊液漏。后者为头部受到钝性物体或间接暴力所致,往往头皮颅骨完整,或即便头皮、颅骨损伤,但硬脑膜完整,无脑脊液漏。根据暴力作用于头部时是否立即发生颅脑损伤,又分为原发性和继发性。后者指受伤一定时间后出现的脑损伤,如颅内血肿和脑水肿。

脑损伤的分级便于评价疗效和预后,有利于对伤情进行鉴定。国际上通用的 Glasgow(GCS)昏迷评分法,适用于对颅脑损伤伤情的临床评定,见表 4-1。

表 4-1 GCS 昏迷评分法

睁眼反应	分值	语言反应	分值	运动反应	分值
能自行睁眼	4	能对答,定向正确	5	能按吩咐完成动作	6
呼之能睁眼	3	能对答,定向有误	4	刺痛时能定位	5
刺激能睁眼	2	胡言乱语,不能对答	3	刺痛逃避	4
不能睁眼	1	仅能发音,无语言	2	刺痛时双上肢呈过度屈曲	3
		不能发音	1	刺痛时四肢呈过度伸展	2
		刺痛时肢体松弛,无动作	1		

评分 13～15 分者定为轻度;8～12 分者定为中度;3～7 分者定为重度

(1)轻型颅脑损伤:主要指单纯脑震荡,没有颅骨骨折。意识丧失不超过30 分钟者,有轻度头痛、头晕等自觉症状,神经影像和脑脊液检查无明显改变,为 GCS 13～15 分者。

(2)中型颅脑损伤:主要指轻度脑挫裂伤或颅内小血肿,有或无颅骨骨折、颅底骨折及蛛网膜下腔出血。无脑受压,昏迷在 6 小时以内,有轻度神经系统阳性体征,有轻度生命体征改变,为 GCS 8～12 分者。

(3)重型颅脑损伤:主要指广泛颅骨骨折,广泛脑挫裂伤、脑干损伤或颅内血肿。昏迷在 6 小时以上,意识障碍逐渐加重或出现再昏迷,有明显的神经系统阳性体征和(或)生命体征改变,为 GCS 在 3～7 分者。

(4)特重型颅脑损伤:深昏迷,为 GCS 3 分者。

(二)相关病理生理

广泛性的和局限性的颅脑损伤都会引起轻重不一的脑水肿反应。颅脑损伤后脑血管扭曲破裂,脑组织细胞迅速凋亡,炎性介质释放,过多的水分积聚在脑细胞内或细胞外间隙,引起脑体积增大、肿胀,直接导致颅内压增高,脑灌注不足,因而脑组织缺血缺氧。

(三)病因与诱因

1.直接暴力

有直接的头部着力点。根据头皮、颅骨损伤时暴力作用的方式,分为加速性损伤、挤压性损伤和旋转运动性损伤。

2.间接暴力

间接暴力的着力点不在头部。如躯干遭受加速性暴力,患者头部首先过度伸展再过度屈曲,再加上旋转使得头部类似挥鞭样运动,造成脑干损伤。高处坠落使得头颈交界部损伤,颈椎、颈髓及脑干延髓损伤。

(四)临床表现

1.颅骨损伤

病史有明确的头部受伤史,着力部位可见头皮挫伤及头皮血肿。根据骨折部位可将颅骨骨折分为颅盖及颅底骨折;又可根据骨折端形态分为线形和凹陷骨折。如因暴力范围较大与头部接触面积广,形成多条骨折线,分隔成多块骨折碎片者则称粉碎性骨折。颅前窝骨折累及眶顶和筛骨,可伴有鼻出血、眶周广泛淤血。颅中窝骨折可有鼻出血或合并脑脊液鼻漏,或者合并脑脊液耳漏。

2.脑挫裂伤

因损伤部位和程度不同,临床表现差异很大。受伤当时立即出现意识障碍。短者半小时、数小时或数天,长者数周、数月,有的持续昏迷。受伤后立即出现与伤灶相应的神经功能障碍或体征,如运动区损伤的锥体束征、肢体抽搐或瘫痪。患者清醒后有头痛、头晕、恶心、呕吐、记忆力减退和定向力障碍,血压正常或偏高,可有脑膜刺激征。严重者发展为脑疝。

3.脑干损伤

受伤后立即出现昏迷,且昏迷程度较深,持续时间较长。双侧瞳孔不等大、极度缩小或大小多变甚至不规则,对光反射消失。眼球向外下或向内凝视。病理反射阳性肌张力增高,交叉性瘫痪或四肢瘫。如果网状结构受损严重,患者可长期处于植物生存状态。

4.颅内血肿

颅内血肿是颅脑损伤中最多见、最危险,却又是可逆的继发性损伤。根据血肿的来源与部位,将血肿分为:①硬膜外血肿;②硬膜下血肿;③脑内血肿。进行性意识障碍是颅内血肿的主要症状。患侧瞳孔一过性缩小,继之扩大,对光反射迟钝或消失;对侧肢体力弱,逐渐进行性加重。

(五)辅助检查

头颅计算机体层显像可明确血肿分类、血肿定位、计算出血量、中线结构有无移位及有无脑挫裂伤等情况。硬膜外血肿典型表现为颅骨内板与脑表面有一双凸镜形高密度影。硬膜下血肿表现为在脑表面呈现新月形或半月形混杂密度或低密度影。脑内血肿表现为在脑挫裂伤灶附近或脑深部白质内,见到圆形或不规则高密度或混杂密度影。

（六）治疗原则

1.手术治疗

有明显颅内压增高症状和体征的颅内血肿原则上手术治疗,即行开颅去骨瓣血肿清除术。对并发脑疝、病情严重者,在清除血肿的同时可行广泛减压脑叶切除术。如血肿发生在颅后窝并且发生急性脑积水、急性颅内压增高者,应行脑室穿刺引流术,随即行血肿清除术。慢性硬膜下血肿采取颅骨钻孔引流术。

2.非手术治疗

小血肿无手术指征,可采用保守治疗,脱水、抗生素、抑酸、营养、神经代谢药物等支持治疗。但必须严密动态观察患者的意识、瞳孔和生命体征变化,必要时行头颅计算机体层显像监测复查。若发现病情变化或血肿增大,应立即行手术治疗。

二、护理评估

（一）一般评估

1.生命体征

颅脑损伤同时有肋骨骨折、血气胸或肺部挫伤者,呼吸困难。颅内血肿发生脑疝者,受伤后发生呕吐导致窒息。血压下降,颅脑损伤同时有肝脾破裂内脏大出血者,脉搏微弱。严重挤压伤会导致骨盆骨折或股骨干骨折、创伤性休克。

2.患者主诉

重型颅脑损伤意识障碍者无法主诉。

3.受伤史及现场情况

详细了解受伤过程,如暴力大小、方向、性质、速度,患者当时有无意识障碍,其程度及持续时间,有无逆行性遗忘,受伤当时有无口鼻、外耳道出血,脑脊液漏发生,是否出现头痛、恶心、呕吐等情况。初步判断是颅脑伤还是多发伤,了解现场急救情况。

4.相关记录

记录受伤原因、经过、院前急救措施。入院急诊计算机体层显像报告,急诊检验结果等。

（二）身体评估

1.视诊

头部有无开放性伤口,面部、口唇有无发绀,有无呕吐物或者颌面部挫伤出血,四肢骨有无骨折变形,皮肤尤其是骨突部位皮肤挫裂伤记录清楚。

2.听诊

肺部挫伤血气胸听诊双肺呼吸音不对称。昏迷者舌后坠有鼾声呼吸。

3.意识状态评估

(1)嗜睡:嗜睡是最轻的意识障碍,患者陷入持续的睡眠状态,可被唤醒,并能正确回答和作出各种反应,但当刺激去除后很快又再入睡。

(2)意识模糊:意识模糊是意识水平轻度下降。患者能保持简单的精神活动,但对时间、地点、人物的定向能力产生障碍。还有一种以兴奋性增高为主的高级神经中枢急性活动失调状态,称为谵妄。患者表现为意识模糊、定向力丧失、感觉错乱(幻觉、错觉)、躁动不安、言语混乱。

(3)昏迷:昏迷是严重的意识障碍,表现为意识持续的中断或完全丧失。按其程度可分为3个阶段。①浅昏迷:意识大部分丧失,无自主运动,对声、光刺激无反应,对疼痛刺激尚可出现痛苦的表情或肢体退缩等防御反应。角膜反射、瞳孔对光反射、眼球运动、吞咽反射等可存在。②中度昏迷:对周围事物及各种刺激均无反应,对于剧烈刺激可出现防御反射。角膜反射减弱,瞳孔对光反射迟钝,眼球无转动。③深度昏迷:全身肌肉松弛,对各种刺激全无反应,深、浅反射均消失。

4.随意运动功能评估

(1)单瘫:单一肢体瘫痪,见于对侧运动区皮质损伤。

(2)偏瘫:同侧上、下肢瘫。为对侧内囊基底节区损伤。

(3)四肢瘫痪:见于高位颈椎、颈髓损伤。

(4)截瘫:胸椎、腰椎伴脊髓损伤。

5.肌张力评估

肌张力指肌肉的紧张度。除触摸肌肉测试其硬度外,并测试完全放松的肢体被动活动时的阻力大小。肌张力增高和减低的特征及临床意义见表 4-2。

(三)心理-社会评估

颅脑损伤时突发事故,患者和家属没有任何心理准备,承受能力差。确定开颅手术,告知过程中注意语气和沟通对象,必要时与患者单位代表沟通。遇到现场目击者送来的无名伤者,报告医疗值班同事紧急救治。遇到交通事故责任不明确的由交警处理。了解家属对患者的支持能力和程度。

表 4-2   肌张力增高和减低的特征和临床意义

临床特点	上运动神经元性瘫痪 (痉挛性瘫痪,中枢性瘫痪)	下运动神经元性瘫痪 (弛缓性瘫痪,周围性瘫痪)
肌张力增高	①痉挛性肌张力增高:上肢屈肌张力增高,呈折刀状,下肢伸肌张力	锥体束病变 锥体外系病变
肌张力减低	②强直性肌张力增高:伸、屈肌张力均增高,呈铅管样或齿轮状 肌肉松弛,伸、屈肢体时阻力降低,关节运动范围大	上运动神经元性瘫痪的休克期,下运动神经元性瘫痪和后根、后索病变,小脑病变,某些锥体外系病变

(四)辅助检查阳性结果评估

(1)计算机体层显像:立即判断有无颅骨骨折,颅内血肿。判断脑损伤的严重程度及类型。

(2)X 线:胸部 X 线判断肺部情况,多发伤者根据伤者情况选择摄片部位。

(3)血常规、出凝血时间异常影响手术。

(五)治疗效果评估

1.手术效果评估

单纯颅脑损伤颅内血肿,根据 GCS 评分,动态观察病情变化,分值升高为好转迹象。多发伤的治疗效果难以确定。

2.非手术效果评估

脑挫裂伤,颅内没有血肿或慢性硬膜下少量血肿伤者保守治疗,需要严密观察及时发现脑疝先兆,报告医师必要时紧急手术。

三、主要护理诊断

(1)急性意识障碍:与脑挫裂伤、颅内血肿有关。

(2)清理呼吸道无效:与脑损伤后意识障碍所致咳嗽、吞咽减弱或消失有关。

(3)有受伤的危险:与意识障碍所致躁动不安有关。

(4)营养失调:低于机体需要量,与脑损伤后高代谢、呕吐、高热等有关。

(5)有废用综合征的危险:与脑损伤后肢体功能障碍及长期卧床有关。

(6)完全性尿失禁:与意识丧失所致排尿失控有关。

(7)有皮肤完整性受损的危险:与意识障碍所致自主运动消失、长期卧床、排便失禁有关。

(8)潜在并发症。①肺部感染:与昏迷致吞咽、咳嗽反射减弱或消失有关。②癫痫发作:与脑缺血缺氧有关。③颅内压增高、脑疝:与脑挫裂伤、颅内血肿有关。④消化道出血:与应激性溃疡有关。

四、主要护理措施

(一)保持呼吸道通畅

1.体位

深昏迷患者取侧卧位或侧俯卧位,以利口腔内分泌物排出。及时清除呼吸道分泌物及其他血污,昏迷患者丧失正常的咳嗽反射和吞咽功能,不能有效排除呼吸道分泌物。颌面损伤流出的血液、颅底骨折经鼻蝶流出的脑脊液、呕吐物等可能引起误吸。

2.开放气道

深昏迷患者应抬起下颌或放置口咽通气道,以免舌根后坠阻塞呼吸道。短期内不能清醒者,应行气管插管或气管切开术,必要时使用呼吸机辅助呼吸。

(二)饮食营养

1.肠内、肠外营养

早期可采用肠外营养,待肠蠕动恢复后,逐步过渡至肠内营养支持。无消化道出血的患者尽早恢复肠内营养更有利于患者的康复。

2.定期评估患者营养状况

如体重、氮平衡、血浆蛋白、血糖、血电解质等,以便及时调整营养素的供给量和配方。

(三)预防并发症

1.预防压疮

保持皮肤清洁干燥,定时翻身,尤应注意骶尾部、足跟、耳郭等骨隆突部位,不可忽视敷料覆盖部位。受伤时的骨突部位的皮肤挫裂伤要记录清楚,及时处理,动态跟进并观察效果。

2.预防泌尿系统感染

昏迷患者常有排尿功能紊乱,短暂尿潴留后继发尿失禁。长期留置导尿管是引起泌尿系统感染的主要原因。病情稳定者在一周内拔除导尿管。

3.肺部感染

加强呼吸道护理,定期翻身拍背,保持呼吸道通畅,防止呕吐物误吸引起窒息和呼吸道感染。使用呼吸机辅助呼吸者严格执行规范预防呼吸机相关肺炎。

4.废用综合征

患者昏迷或肢体功能障碍,可发生关节挛缩和肌肉萎缩。应保持患者肢体于功能位,防止足下垂。每天做四肢关节被动活动及按摩 2～3 次,防止肢体挛缩和畸形。病情稳定,术后 1～2 周即由康复理疗师参与治疗。

(四)消除脑水肿,预防颅内压增高和脑疝

1.体位

抬高床头 15°～30°,以利颅内静脉回流,减轻脑水肿。保持头与脊柱在同一轴线上,头部过伸或过屈均阻碍颈静脉回流,不利于降低颅内压。

2.病情观察和记录

在患者受伤后 72 小时内,护理重点是密切观察病情,及时发现继发性脑损伤。动态的病情观察是鉴别原发性与继发性脑损伤的主要手段。无论伤情轻重,急救时就都建立观察记录单,密切观察及记录患者的意识状况、瞳孔、呼吸、血压、脉搏、体温、神经系统体征等情况。如果患者意识障碍进行性加重,伴随瞳孔不等大、光反应迟钝,提示小脑幕切迹疝发生;伤后血压上升,脉搏缓慢有力,呼吸深慢,提示颅内压升高,有枕骨大孔疝发生的可能。

(五)健康教育

1.心理指导

轻型脑挫裂伤患者应尽早自理生活。对恢复过程中出现的头痛、耳鸣、记忆力减退的患者应给予适当解释和宽慰,使其树立信心。

2.控制外伤性癫痫

患者定期服用抗癫痫药物,逐步减量后才能停药,不可突然中断服药。不能单独外出、登高、游泳等,以防意外。

3.康复训练

脑损伤后遗留的语言、运动或智力障碍在伤后一年内恢复。医护人员要协助患者制订康复计划,进行废损功能训练,如语言、记忆力、肢体运动功能等方面的训练,以提高患者生活自理能力以及社会适应能力。

五、护理效果评估

(1)患者呼吸是否平稳,无误吸发生。

(2)患者的营养状态良好,营养素供给充分。

(3)患者未出现长期卧床造成的并发症。

(4)患者出现脑疝,得到密切观察与及时处理,患者转危为安。

第三节 颅 内 肿 瘤

一、疾病概述

(一)概念

1.垂体腺瘤

垂体位于颅内蝶鞍窝内,周围有硬脑膜包围,上面以鞍膈与颅腔隔开。垂体又分前后两叶,前叶为腺垂体。后叶为神经垂体。垂体前叶分泌多种激素,如促肾上腺皮质激素、生长激素、催乳素、黄体生成激素、卵泡刺激素和促甲状腺激素。垂体后叶主要储存下丘脑分泌的血管升压素和缩宫素。垂体腺瘤是颅内最常见的肿瘤之一,大多为良性肿瘤,生长缓慢,好发于青壮年,约占85%,人口发病率一般为1/10万。垂体激素分泌异常,对患者的生长、发育、劳动能力、生育功能有严重的损害,并造成一系列社会心理影响。

2.颅咽管瘤

颅咽管瘤起源于原始口腔外胚层形成的颅咽管残余上皮细胞,占颅内肿瘤的5%,是常见的颅内先天性肿瘤。各年龄均可发病,但以青少年多见,约半数为儿童,是儿童最常见的鞍区肿瘤。肿瘤多发于鞍上,可向下丘脑、鞍旁、鞍内、第三脑室、额底、脚间前池发展。压迫视交叉、垂体,影响脑脊液循环。肿瘤多数为囊性或部分囊性,完全实质性者较少见。肿瘤囊壁由肿瘤结缔组织基质衍化而来,表面光滑,囊壁内面可见小点状钙化灶。

3.听神经瘤

听神经瘤起源于第Ⅷ对脑神经的鞘膜,而且绝大多数起源于前庭神经的鞘膜,起于耳蜗神经者极少。大多发生于一侧,少数双侧发病,多为神经纤维瘤病的一个局部表现。听神经瘤是颅内常见的良性肿瘤之一,占8%~10%,年发病率1/10万,位于脑桥小脑角区。

4.松果体区肿瘤

松果体位于颅腔正中,前部为第三脑室后壁,后部为小脑幕切迹游离缘、大脑镰和小脑幕结合处,上部达胼胝体压部,下部为中脑四叠体和中脑导水管。松果体区肿瘤主要指来源于第三脑室后部和松果体的恶性肿瘤,文献报道约占颅内肿瘤的2%,多见于男性青少年。松果体生殖细胞瘤最为常见,其次为胶质瘤和畸胎瘤。

5.神经胶质瘤

神经胶质瘤是由神经外胚叶衍化而来的胶质细胞发生的一大类原发肿瘤的总称,是最常见的恶性颅内肿瘤。从神经外胚叶中衍化而来的胶质细胞有星形胶质细胞、少枝胶质细胞和室管膜细胞等。世界卫生组织中枢神经系统肿瘤分类中依照其病理组织学类型将Ⅰ~Ⅳ级称为低级别,Ⅲ级和Ⅳ级称为高级别胶质瘤,占所有胶质瘤的77.5%,发病部位以大脑半球最多,其次为蝶鞍区、小脑、脑室及脑干。一般不向颅外转移,在颅内直接向邻近正常脑组织浸润扩散。

6.脑膜瘤

脑膜瘤是成人常见的颅内良性肿瘤,占颅内原发肿瘤的14.3%~19%,发病率仅次于胶质瘤。发病的年龄高峰为45岁左右,脑膜瘤有完整的包膜。常见发生部位包括矢状窦旁、半球凸面、鞍结节、蝶骨嵴、嗅沟、大脑镰、侧脑室、小脑幕、颅中窝、眼眶、小脑脑桥角、斜坡和枕骨大孔。60%~70%沿大脑镰(包括矢状窦旁)、蝶骨嵴(包括鞍结节)生长。脑膜瘤周围脑血管呈包绕状移位,血运非常丰富,肿瘤同时接受来自颈外、颈内动脉或椎动脉系统的双重供血。

(二)相关病理生理

1.垂体腺瘤

垂体腺瘤分为嗜酸性、嗜碱性、嫌色性及混合性细胞腺瘤。根据超微结构又可分为:①催乳素细胞腺瘤;②生长激素细胞腺瘤;③促肾上腺皮质激素细胞腺瘤;④促甲状腺素细胞腺瘤;⑤促性腺激素腺瘤;⑥内分泌功能细胞腺瘤;⑦无内分泌功能细胞腺瘤;⑧恶性垂体腺瘤。

2.颅咽管瘤

颅咽管瘤大多数是囊性的,囊壁光滑并有钙化,囊液机油样。

3.听神经瘤

听神经干或分支被肿瘤推移到瘤包膜下,肿瘤呈实质、囊变、脂肪变或者出血。

4.松果体区肿瘤

50%以上的松果体区肿瘤是生殖细胞瘤,呈浸润性生长,可有出血、坏死、囊性变以及钙化。

5.神经胶质瘤

肿瘤呈浸润方式生长,边界模糊,可见结节、局部钙化,周边脑组织坏死、水肿。

6.脑膜瘤

有一层由结缔组织形成的包膜,瘤表面血管盘曲,瘤质地坚韧。

(三)病因与诱因

神经系统肿瘤发病原因并不明确。有关病因学调查归纳为环境因素和宿主因素两类。某些颅内肿瘤的发生具有家族背景或遗传因素。

(四)临床表现

1.颅内压增高

(1)头痛:约有 67% 患者有头痛症状,主要位于眶后、前额和双颞部,程度较轻,呈间歇性发作。

(2)呕吐:严重的颅内压增高引起呕吐,尤其是中线结构受压,脑脊液循环通路受阻患者,呕吐出现早而且严重。

2.视力视野障碍

因压迫视交叉而致不同视觉功能障碍,患者表现为视物模糊、视野缺损。多见于蝶鞍区肿瘤如垂体瘤、颅咽管瘤、视交叉肿瘤等。

3.内分泌功能紊乱

催乳素腺瘤患者表现为闭经、溢乳、不育;生长激素腺瘤患者表现为巨人症、肢端肥大、多饮多尿。甲状腺刺激素细胞腺瘤患者有甲亢的症状和特征。促性腺激素细胞腺瘤早期患者无症状,晚期患者有性功能减低、闭经、不育、阳痿、睾丸萎缩。无功能性垂体腺瘤患者的症状出现较晚,主要表现为视神经压迫症状,可有视力下降、视野缺损、尿崩症、性欲降低等。颅咽管瘤患者垂体功能低下,发育迟缓。松果体区生殖细胞肿瘤破坏了松果体腺的正常分泌,儿童多表现为性早熟,而起源于松果体实质细胞的肿瘤患者主要表现为性征发育迟缓或停滞。

4.其他神经和脑损害

听神经瘤患者表现为耳鸣、耳聋和平衡障碍“三联征”。肿瘤较大时出现面神经功能障碍,表现为患侧周围性面瘫和味觉改变,后组脑神经(第Ⅸ、Ⅹ、Ⅺ对脑神经)功能障碍,表现为声音嘶哑、饮水呛咳和吞咽困难等。海绵窦区肿瘤压迫神经可发生第Ⅲ、Ⅳ、Ⅴ、Ⅵ对脑神经麻痹,患者眼球运动障碍,眼睑下垂等。

(五)辅助检查

1.影像学检查

计算机体层显像或磁共振成像是首选,能够确定肿瘤的位置、大小及瘤周组织的情况,以及是否因肿瘤压迫产生梗阻性脑积水。

2.激素测定

对于垂体瘤、颅咽管瘤、松果体区肿瘤患者,内分泌激素测定可以帮助诊断并分类。

(六)治疗原则

1.手术治疗

手术切除是绝大部分颅内肿瘤治疗首选。

2.非手术治疗

(1)药物治疗:有溴隐亭、生长抑制素等,是垂体微腺瘤首选。

(2)放射治疗:生殖细胞肿瘤、转移瘤多选用放射治疗。

(3)化学治疗:胶质瘤手术后口服替莫唑胺,静脉滴注贝伐单抗等综合治疗方案,延长生命。

二、护理评估

(一)一般评估

1.生命体征

颅内压增高严重者,血压升高。脑干肿瘤、松果体区肿瘤以及颅后窝巨大占位导致慢性脑疝,患者表现为呼吸不规则、浅慢,需要紧急抢救。颅咽管瘤、下丘脑肿瘤患者可能有中枢性高热。巨大垂体腺瘤导致垂体功能低下,患者四肢厥冷需要保暖。

2.患者主诉

头痛、疲倦、乏力、视力视野障碍等症状的严重程度。头痛的部位、性质、持续时间,与体位是否相关。下肢肌力弱行走困难、平衡感失调,有无跌倒。

3.相关记录

体重、骨骼发育特征、激素测定结果、尿量、既往服药等。老年患者有无糖尿病、高血压等其他器质性疾病。女性患者生理期不能进行手术。

(二)身体评估

身体方面的系统回顾项目及内容见表 4-3。

(三)心理-社会评估

(1)感知能力:视、听、触、嗅等感觉功能有无异常,有无错觉、幻觉等。

(2)认知能力:有无定向力、记忆力、注意力、语言能力等障碍。

(3)情绪状态:有无焦虑、抑郁、失望、沮丧、恐惧、愤怒等情绪。

表 4-3 身体方面的系统回顾项目及内容

项目	内容
一般健康状况	有无疲乏无力、发热、出汗、睡眠障碍及体重改变等
头颅及其器官	有无视力障碍、耳聋、耳鸣、眩晕、鼻出血、压痛、牙龈出血、咽喉痛、声音嘶哑
呼吸系统	有无咳嗽、咳痰、咯血、胸痛、呼吸困难
心血管系统	有无心悸、活动后气短、心前区疼痛、端坐呼吸、血压增高、晕厥、下肢水肿
消化系统	有无食欲减退、吞咽困难、腹痛、腹泻、恶心、呕吐、呕血、便血、便秘、黄疸
泌尿生殖系统	有无尿频、尿急、尿痛、血尿、排尿困难、颜面水肿、尿道或阴道异常分泌物
内分泌系统与代谢	有无多饮、多尿、多食、怕热、多汗、怕冷、乏力、显著肥胖或消瘦、色素沉着、闭经
造血系统	有无皮肤苍白、头晕眼花、乏力、皮肤出血点、瘀斑、淋巴结肿大、肝脾大
肌肉与各关节系统	有无疼痛、关节红肿、关节畸形、运动障碍、肌肉萎缩、肢体无力
神经系统与精神状态	有无头痛、头晕、眩晕、记忆力减退、意识障碍、抽搐、瘫痪，以及幻觉、妄想、定向力障碍、情绪异常等

（4）自我概念：对自己充满信心，或者是觉得自己无能为力、毫无希望并成为别人的累赘等。

（5）受教育的情况，职业及工作环境，经济负担给患者带来心理压力。

（6）生活与居住环境：包括卫生状况、家庭人口构成、家庭关系是否融洽、患者在家庭中的地位、病后对家庭的影响。

（四）症状与体征评估

1.头痛

头痛是指头、颈部、面部及枕部的疼痛。反复发作或持续的头痛，可能是脑肿瘤、脑血管病、蛛网膜下腔出血等。根据病因的不同而具有以下特点。

（1）发病情况：急性起病并有发热者常为感染性疾病所致。急剧的头痛持续不减，并有不同程度的意识障碍而无发热者，提示颅内血管性疾病。长期反复发作的头痛可呈搏动性头痛，多为血管灶性头痛，女性偏头痛常与月经有关。慢性进行性头痛并有颅内高压症状应考虑颅内占位性病变，头痛往往清晨加剧。

（2）头痛部位：了解头痛部位是单侧、双侧或枕部、局部或弥散、颅内或颅外对病因的诊断有重要价值。如血管性偏头痛多位于一侧，颅内占位病变的头痛常为深在性且较弥散，多向病灶同侧放射。

（3）头痛的程度与性质：三叉神经痛、偏头痛、出血后脑膜刺激的疼痛最为剧烈；脑肿瘤的头痛多为中度或轻度；浅表的针刺样锐痛多为颅表神经痛；高血压性、血管性及发热性疾病的头痛，往往带有搏动性。

（4）诱发和缓解因素：剧烈咳嗽、打喷嚏、晃头、突然俯身可使颅内压增高，头痛加剧。

2.抽搐

抽搐是指全身或局部成群骨骼肌非自主性的抽动或强烈收缩，常可引起关节运动和强直。抽搐类型如下。

（1）全身性抽搐：全身性抽搐以全身骨骼肌痉挛为主要表现。典型者为癫痫大发作，表现为突然意识模糊或意识丧失，可出现尖叫声、全身强直、呼吸急促或暂停、面色青紫发绀，继而四肢发生阵挛性抽搐，呼吸不规则，可有大小便失禁，发作约半分钟自行停止，停止后不久意识恢复。醒后有头痛、全身乏力、肌肉酸痛等症状。

（2）局限性抽搐：局限性抽搐以身体某一局部连续性肌肉收缩，大多见于口角、眼睑、手足等。手足搐搦症患者表现为间歇性双侧强直性肌痉挛，以双侧上肢手部同时痉挛为鉴别。

3.肌力

肌力是指肌肉运动时的最大收缩力。

（1）评估方法：先观察自主活动时肢体动作，再用做对抗动作的方式测试上、下肢伸肌和屈肌的肌力、双手的握力和分指力等。

（2）评估内容评：估肌力的记录方法见表 4-4。

表 4-4　评估肌力的记录方法

肌力分级	临床意义
0 级	完全瘫痪
1 级	有肌肉收缩而无肢体运动
2 级	肢体能在床面移动而不能抬起
3 级	肢体可离开床面，但不能抵抗外界阻力
4 级	能抵抗部分阻力
5 级	正常肌力

（五）辅助检查阳性结果评估

应用内分泌放射免疫超微量法直接测定脑垂体的多种激素，对应患者主诉，确定哪一类型的垂体瘤。手术方式由垂体瘤生长方向和大小确定。颅后窝巨大占位病变的检查首选磁共振成像，发现慢性枕骨大孔疝患者时，需对其进行密切观察。

(六)治疗效果评估

1.非手术治疗效果评估

溴隐亭适用于催乳素腺瘤,降低血清催乳素。奥曲肽适用于生长激素腺瘤,可使瘤体缩小。如果肿瘤继续生长导致神经功能障碍必须手术治疗。

2.手术治疗效果评估

肿瘤切除后最大程度保存神经功能或恢复功能。术后没有严重并发症或并发症得到及时处理,患者则安全。

三、主要护理诊断

(1)舒适的改变:与颅内压增高或肿瘤压迫垂体周围组织有关。

(1)焦虑:与担心疾病预后有关。

(3)有体液不足的危险:与呕吐、尿崩症和禁食有关。

(4)疼痛:与开颅手术有关。

(5)有受伤的危险:与意识程度的改变、视野障碍、共济失调等有关。

(6)体温过高:与术后吸收热或颅内感染有关。

(7)自理缺陷:与肿瘤压迫导致肢体瘫痪、开颅手术后长时间卧床有关。

(8)潜在并发症。①颅内压增高、脑疝:与颅内出血有关。②脑脊液鼻漏:与颅底手术操作有关。③尿崩:与下丘脑反应有关。④面瘫:与颅神经功能障碍有关。⑤颅内感染:与开颅手术有关。

四、主要护理措施

(一)术前护理

(1)心理支持:责任护士需掌握术前诊断、手术必要性及手术方式,并向患者及其家属告知围术期注意事项,根据患者不同的心理要求,针对性地进行安慰、解释和鼓励,认真解答其想知道的问题。

(2)术前宣教:①指导患者术前停止吸烟;②锻炼患者张口呼吸(对经鼻蝶入路内镜下切除垂体瘤);③告知患者正确的咳嗽和咳痰方法;④指导患者在床上大小便。

(3)提供充分的热量:对于呕吐频繁或限期手术的患者,通过口服或静脉途径,补充蛋白质和维生素,提高患者对手术的耐受力。有水、电解质失调的患者,术前要进行纠正。

(4)补充激素:应用口服的氢化可的松等激素,调节内分泌功能,预防垂体功能低下,使患者症状得到基本控制。

(5)备血和血交叉试验:遵医嘱做好血型和交叉配合试验,备好成分血;对血运丰富的脑膜瘤患者更要备足一定数量。

(6)禁食禁水:术前 8~12 小时开始禁食,术前 4 小时开始禁水,以防因麻醉或手术过程中的呕吐而引起窒息或吸入性肺炎。

(7)术前 1 天协助患者沐浴、洗头、修剪指甲,更换清洁衣服。男性患者需剃除胡须。会阴部备皮。经鼻蝶入路内镜下手术患者剪除鼻腔鼻毛。术晨剃头。

(8)术晨责任护士全面检查术前准备情况,测量生命体征。若发现患者有体温、血压升高或女性患者月经来潮,及时通知医师,必要时延期手术。

(二)术后护理

1.重症监护

开颅手术患者尽可能住专科重症监护室或综合重症监护室。根据病情遵医嘱服镇痛镇静药,密切观察患者意识、瞳孔、呼吸、心率、血压、体温、肌力和肌张力情况。瞳孔变化,可因动眼神经、视神经以及脑干受损引起。注意对比两侧瞳孔的形状、大小及对光反应。一侧瞳孔进行性散大,对侧肢体瘫痪、意识障碍,提示小脑幕切迹疝。观察瞳孔时应注意某些药物的影响,如阿片类镇痛药芬太尼可使瞳孔缩小,阿托品可使瞳孔散大。停用镇痛镇静药之后苏醒延迟,或出现预料之外的神经功能障碍,应及时行头颅计算机体层显像检查。

2.体位护理

幕上开颅术后患者应卧向健侧,避免切口受压。幕下开颅术后早期宜无枕侧卧或侧俯卧位。经口鼻蝶窦入路术后患者取半卧位,以利于伤口引流。后组脑神经受损、吞咽功能障碍者只能取侧卧位,以免口咽部分泌物误吸入气管。体积较大的肿瘤切除术后,因颅腔留有较大空隙,24 小时内手术区应保持高位,以免突然翻身时发生脑和脑干移位,引起大脑上静脉撕裂、硬脑膜下出血。搬动患者或为患者翻身时,应有人扶持头部,使头颈部成一直线,防止头颈部过度扭曲。

3.饮食护理

术后患者完全清醒后可进食流质或半流质饮食。颅后窝手术或听神经瘤手术后因舌咽、迷走神经功能障碍而发生吞咽困难、饮水呛咳者,应严格禁食禁水,采用鼻饲管供给营养。

4.伤口及引流护理

颅内肿瘤切除术后 48 小时内留置引流管,目的是引流手术残腔内的血性液体,避免局部积血。密切注意引流的速度及量,引流液的颜色。引流管高度由医师确定,不可随意放低引流瓶(袋)。

5.并发症护理

(1)颅内出血:出血是颅脑手术后最危险的并发症,多发生在术后 24～48 小时内。患者往往有意识改变,表现为意识清楚后又逐渐嗜睡、反应迟钝甚至昏迷,或者苏醒延迟。颅前窝、颅中窝手术后出血患者常有幕上血肿表现,或出现颞叶钩回疝征象;颅后窝手术后出血具有幕下血肿特点,患者常有呼吸抑制甚至枕骨大孔疝表现;脑室内术后出血患者可有高热、抽搐、昏迷及生命体征紊乱的表现。患者呼吸道不畅、二氧化碳蓄积、躁动不安等引起颅内压骤然增高也可造成再次出血。因此术后应严密观察,根据病情酌情采用镇痛镇静治疗。一旦发现患者有颅内出血征象,立即报告医师,并做好再次手术止血的准备。

(2)癫痫发作:皮层运动区及其附近区域手术的患者,术前常规给予抗癫痫药物。术后癫痫多发生在 2～4 天脑水肿高峰期,术中和手术当天需静脉输注抗癫痫药物,术后第 3 天患者可进食后口服抗癫痫药。癫痫发作时吸氧,注意保护患者避免意外受伤;观察发作时表现,并详细记录。术前有癫痫病史的患者,术后抗癫痫治疗至少 3 个月,无癫痫发作者可逐渐减少药量,直到停止用药。

(3)脑脊液鼻漏:脑脊液漏可通过皮肤切口、鼓膜裂口(耳漏)、咽鼓管(鼻漏)发生。对经鼻蝶入路手术、颅底手术患者,术后有脑脊液鼻漏的可能。术后患者取头高位,出现脑脊液漏卧床 2～3 周,一般可自愈。密切观察漏液或引流液量、颜色,漏液不止患者取平卧位,防止气颅和低颅压综合征发生。

(4)尿崩:主要发生于鞍上手术后,如垂体腺瘤、颅咽管瘤等手术涉及下丘脑而影响血管升压素分泌所致。患者出现多尿、多饮、口渴,每天尿量＞4 000 mL,或每小时超过 250 mL,持续 1～2 小时,尿比重低于 1.005,即可诊断为尿崩症。在给予血管升压素(如垂体后叶素、去氨升压素)治疗时,应准确记录出入液量,根据尿量的增减和血清电解质含量调节用药剂量和补液种类。尿量增多期间,须注意补钾。

(5)面瘫:脑桥小脑角区肿瘤手术患者,患侧第Ⅴ、Ⅶ对脑神经会受到不同程度的干扰,患者出现同侧面部麻木、鼻唇沟变浅、眼睑闭合不全,注意观察第Ⅴ、Ⅶ对脑神经,甚至第Ⅸ、Ⅹ、Ⅺ(后组)对脑神经的症状。滴眼药水或涂眼膏保护角膜。

(6)颅内感染:颅脑手术复杂且难度大,术野暴露时间长,有发生颅内感染的可能。注意观察患者体温,患者发冷、寒战,体温持续超过 39 ℃,腰椎穿刺测脑脊液白细胞总数超出正常值,即可诊断。遵医嘱调整抗生素,配合腰大池引流和鞘内注射。同时记录引流液量、颜色和性状,保持引流管通畅。

(三)用药护理

甘露醇是快速脱水剂,遵医嘱定时输注。术后使用抗生素必须定时定量。胶质瘤手术后同步放射治疗和化学治疗,口服替莫唑胺安排在睡前,减少恶心、呕吐等药物不良反应。

(四)心理护理

大多是良性肿瘤患者恢复快,手术 6~12 个月后复查计算机体层显像。恶性肿瘤(胶质瘤)按照同步放射和化学治疗方案执行,接受恶性病理结果的患者和家属需要时间。在整个治疗过程中要关注患者的心理变化。

(五)健康教育

围术期健康教育按流程分几个阶段:入院、特殊检查前、术前、住重症病房告知、保护性约束告知、术后并发症预见与处理、腰椎穿刺注意事项、出院带药等指导。每一个阶段有具体详尽的教育内容,患者和家属的良好配合,更有利于患者的康复。

五、护理效果评估

(1)术前准备充分,健康教育落实到位。

(2)术前预知主要的并发症,有完善的计划和措施。

(3)严密观察病情变化,及时发现及时处理赢得时机。

(4)围术期未发生与护理相关的并发症。

(5)患者获得精神支持,情绪稳定,自愿配合治疗。

第四节　脊　髓　肿　瘤

一、疾病概述

(一)概念

脊髓肿瘤又称椎管内肿瘤,是指发生于脊髓本身和椎管内与脊髓邻近组织的原发性或转移性肿瘤,发生率仅为颅内肿瘤的 1/10。肿瘤可发生于自颈髓至马尾的任何节段,发生于胸段者最多,其次在颈段、腰段。根据肿瘤与脊髓、脊膜的关系,分为髓外硬脊膜下、硬脊膜外和髓内肿瘤三大类。发病高峰年龄为20～40岁,男性多于女性。

(二)相关病理生理

在组织发生学上,椎管内肿瘤可起源于脊髓外胚层的室管膜瘤和胶质细胞,如神经胶质瘤、神经鞘瘤;可起源于脊髓的中胚叶间质,如脊膜瘤;亦可由椎管周围组织直接侵入椎管内。

(三)病因与诱因

中枢神经系统肿瘤发病原因并不明确。有关病因学调查归纳为环境因素和宿主因素两类。某些中枢神经系统肿瘤的发生具有家族背景或遗传因素。

(四)临床表现

随着肿瘤增大,肿瘤进行性压迫脊髓和神经根,其临床表现分为三期。

1.刺激期

属早期,肿瘤较小。患者主要表现为神经根痛,疼痛部位固定且沿神经根分布区域扩散,咳嗽、打喷嚏和用力大便时加重;部分患者可出现夜间痛和平卧痛。神经根痛是椎管内脊髓外占位病变的首发定位症状。

2.脊髓部分受压期

肿瘤增大直接压迫脊髓,出现脊髓传导束受压症状,上行及下行脊髓传导束功能受损引起肿瘤平面以下肢体的运动和感觉障碍。

3.脊髓完全受压期

由于肿瘤继续生长压迫加重,最终造成脊髓横贯性损害。肿瘤平面以下肢体的运动、感觉、括约肌功能完全丧失,而且为不可逆性。

(五)辅助检查

1.实验室检查

腰椎穿刺脑脊液蛋白质含量增加,但白细胞数正常。

2.影像学检查

计算机体层显像扫描介质不大。脊髓磁共振成像是目前最有价值的辅助检查。

(六)治疗原则

手术切除是唯一有效的椎管内肿瘤治疗手段。恶性椎管内肿瘤经手术大部切除并做充分减压后辅以放射治疗,可使病情得到一定程度的缓解。

二、护理评估

(一)一般评估

1.生命体征

高颈段(颈髓1~4节段)脊髓肿瘤压迫导致患者呼吸困难。

2.患者主诉

评估患者呼吸困难的程度及影响因素。评估患者呼吸节律。

3.相关记录

既往病史,治疗经过及效果,当地医院化验结果以及影像资料。

(二)身体评估

脊髓肿瘤压迫脊神经,出现脊神经分布区的运动、感觉功能障碍,必须有家属陪伴患者。预防压疮、跌倒、烫伤的宣教面向家属和患者。

(三)心理-社会评估

(1)自我概念:对自己充满信心,或者是觉得自己无能为力、毫无希望。

(2)对治疗的预期:手术治疗缓解脊神经受压,恢复功能过程长,收效甚微。

(3)受教育的情况、职业及工作环境、经济负担给患者带来心理压力。

(4)生活与居住环境:包括卫生状况、家庭人口构成、家庭关系是否融洽、患者在家庭中的地位、病后肢体残疾对家庭的影响。

(四)辅助检查阳性结果评估

磁共振成像结果可分辨脊髓肿瘤类型,其他检验报告是否影响麻醉,由麻醉师和手术医师共同评估。

(五)治疗效果评估

评估患者四肢肌力、二便情况、四肢感觉的程度。按时监测患者四肢肌力、感觉平面,并做好记录与前相比较,观察病情变化。评估患者躯体移动障碍的程度以及四肢肌力与关节活动能力。

三、主要护理诊断

(1)低效型呼吸型态:与上颈髓受压有关。

(2)疼痛:与脊髓肿瘤压迫脊髓神经有关。

(3)有废用综合征的危险:与肢体瘫痪有关。

(4)有皮肤完整性受损的危险:与长期卧床有关。

(5)焦虑:与担心疾病预后有关。

(6)潜在并发症:腹胀、泌尿系统感染。

四、主要护理措施

(一)饮食

脊神经受压出现括约肌障碍的,注意选择半流质饮食,保证蛋白质摄入同时补充富含维生素的水果。

(二)心理护理

鼓励患者树立信心,配合治疗。

(三)健康教育

经常变换体位预防压疮,不得压迫瘫痪肢体,协助患者翻身,轴线翻身,切记不要扭曲,以免加重损伤。肢体运动功能障碍的患者应预防跌倒。由于肢体感觉障碍,天气寒冷时不能使用热水袋,防止烫伤。颈髓手术后必须佩戴颈托。胸腰髓手术后的患者戴腰围,以保护脊柱的稳定性。

(四)并发症的处理及护理

(1)高位颈髓肿瘤可能发生呼吸功能障碍,应将患者送入监护病房观察。

(2)缓解疼痛:了解且避免加重患者疼痛的因素。如指导患者采取适当体位,减少神经根刺激,以减轻疼痛。遵医嘱适当应用镇痛剂缓解疼痛。

(3)病情观察:注意患者的肢体感觉、运动及括约肌功能状况。密切观察四肢活动情况,术后有可能发生血肿,如患者麻醉清醒后背部及肢体剧痛难忍、烦躁,感觉障碍平面上升,肢体肌力弱加重,则应及时行磁共振成像或手术探查。

(4)预防压疮和烫伤:以"轴线式"翻身法定时翻身,二人动作协调,以防脊柱不稳定造成脊髓损伤。因躯体神经麻痹,瘫痪对冷热、疼痛感觉消失,若用热水袋或热敷时要防止烫伤。

(5)防止泌尿系统感染:长时间留置导尿管会增加感染的概率。尽可能选择清洁导尿术。协助患者床上被动运动 3 次/天,以防肌肉萎缩。

(6)脊髓肿瘤患者自主神经功能紊乱,肠蠕动减弱腹胀,严重者用肛管排气。

(7)保持患者肢体功能位,防止畸形。

五、护理效果评估

(1)保持呼吸道通畅,及时吸氧,患者未发生组织缺氧。

(2)患者疼痛得到及时处理。

（3）患者未发生关节挛缩、肌肉萎缩。

（4）患者无压疮发生。

（5）与患者建立有效的沟通方式，焦虑减轻。

（6）并发症得到及时发现，及时处理。

（7）按训练计划认真进行被动锻炼，在住院期间没有发生肢体肌肉萎缩。

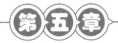

心胸外科护理

第一节　冠状动脉粥样硬化性心脏病

冠状动脉粥样硬化性心脏病简称冠心病。主要病理变化是冠状动脉内膜脂质沉着、局部结缔组织增生、纤维化或钙化，形成粥样硬化斑块，造成管腔狭窄或阻塞，心肌供血量减少，引起心肌缺血甚至坏死。

一、临床表现

管腔狭窄严重者，冠状动脉血流量减少，在体力劳动、情绪激动等情况下，心肌需氧量增加就可引起或加重心肌血氧供给不足，出现心绞痛、心肌梗死等症状。心肌长期缺血缺氧，引起心肌广泛变性和纤维化，导致心脏扩张。临床表现为一种以心功能不全为主的综合征，称为缺血性心肌病，预后较差。

二、外科治疗要点

冠心病的外科治疗主要是应用冠状动脉旁路移植手术（简称"搭桥"）为缺血心肌重建血运通道，改善心肌的供血和供氧，缓解和消除心绞痛症状，改善心肌功能，延长寿命。手术治疗的主要适应证为：①心绞痛经内科治疗不能缓解，影响工作和生活，经冠状动脉造影示冠状动脉主干或主要分支明显狭窄，其狭窄远端血流通畅者。②左冠状动脉主干狭窄和前降支狭窄者。③冠状动脉的主要分支，如前降支、回旋支和右冠状动脉有两支以上明显狭窄者。④出现心肌梗死并发症，如室壁瘤形成、室间隔穿孔、二尖瓣乳头肌断裂或功能失调。⑤经皮冠状动脉腔内成形术后狭窄复发者。

冠状动脉旁路移植术即采取一段自体的大隐静脉，将静脉的近心端和远心端分别与狭窄段远端的冠状动脉分支和升主动脉做端侧吻合术,以增加心肌血液供应量(图 5-1);或近年来较多采用的胸廓内动脉与狭窄段远端的冠状动脉分支端侧吻合术(图 5-2)。多根或多处冠状动脉狭窄患者可用单根大隐静脉或胸廓内动脉与邻近的数处狭窄血管做序贯或蛇形端侧与侧侧吻合术。冠状动脉旁路移植术后有 90% 以上的患者症状消失或减轻,心功能改善,可恢复工作,延长寿命。血管旁路闭塞或冠状动脉粥样硬化的发展是造成晚期死亡的主要原因。

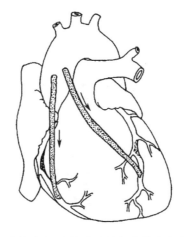

图 5-1　升主动脉、冠状动脉的大隐静脉旁路移植术

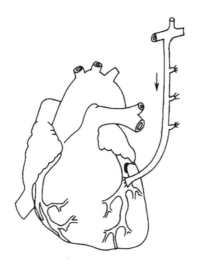

图 5-2　胸廓内动脉远端与左冠状动脉吻合术

三、护理措施

(一)术前护理

(1)药物:冠心病患者术前 3～5 天停服抗凝剂、洋地黄、奎尼丁、利尿剂等药物,给予口服氯化钾,以防止术中出血不止或发生洋地黄毒性反应以及心律失常。

(2)适当活动与休息:避免劳累,保证充足的睡眠,避免情绪波动。

(3)合理膳食:进富含维生素、纤维素及低脂的食物,控制钠盐摄入。

(4)观察有无胸痛症状及性质。

(5)预防感染:术前戒烟 3 周,避免受凉,防止呼吸道感染。

(二)术后护理

除体外循环术后一般护理外,还需注意以下几方面。

(1)密切监测生命体征,观察心电图变化,以及时发现心律失常和心肌梗死的发生。

(2)术后应用肝素进行抗凝,监测出、凝血时间,并注意观察引流的量、色及性状。

(3)观察患者有无头痛、肢体感觉或运动障碍等血栓和栓塞表现。

(4)观察取静脉侧肢体的足背动脉搏动情况和足趾温度、肤色、水肿情况。

(5)大隐静脉-冠状动脉旁路术后应将患肢置于垫枕上,保持功能位,以预防水肿、静脉炎。术后 2 小时即可开始被动活动,抬高患肢 5～10 次,进行脚掌、趾的锻炼。

(6)取静脉肢体,需继续使用弹性绷带 1～3 个月,以利侧支循环形成,减少肿胀。

四、健康指导

指导患者进低盐、低脂、富含纤维素的食物,保持大便通畅,保持情绪稳定、乐观。

第二节 法洛四联症

法洛四联症是右心室漏斗部或圆锥发育不全所致的一种具有特征性肺动脉狭窄和室间隔缺损的心脏畸形。它主要包括肺动脉狭窄、室间隔缺损、主动脉骑跨和右心室肥厚 4 种解剖畸形。

一、病理生理

肺动脉狭窄使右心排血受到阻碍,右心室压力上升超过左心室,迫使部分血流通过室间隔缺损从右向左分流,致使动脉血氧饱和度下降,发绀,而肺循环血流量则减少。为了代偿缺氧,红细胞和血红蛋白都显著增多。

二、临床表现

大多数患儿出生即有呼吸困难,出生后 3～6 个月出现发绀,并随着年龄的增长而逐渐加重。由于组织缺氧,常发生喂养困难和发育迟缓,体力和活动耐力均较同龄人差。蹲踞是特征性姿态,多见于儿童期,蹲踞时发绀和呼吸困难有所减轻。缺氧发作多见于单纯漏斗部狭窄的婴幼儿,常发生在清晨和活动后,表现为骤然呼吸困难、发绀加重、晕厥,甚至抽搐死亡。

体检时发现患儿发育迟缓,口唇、眼结膜和肢端发绀,指(趾)呈杵状。胸骨左缘第 2～4 肋间闻及喷射性收缩期杂音。

三、辅助检查

血常规检查见红细胞计数、血红蛋白与血细胞比容升高。X 线检查示心影正常或稍大,肺动脉段凹陷,心尖圆钝,可呈"靴状心",主动脉影增宽。超声心动图检查可见升主动脉内径扩大,骑跨在室间隔上方。室间隔的连续中断,右心室增大,流出道和(或)肺动脉狭小。多普勒检查示右向左分流。

四、治疗要点

主要依赖手术治疗,手术治疗分为姑息手术和矫治手术两大类。

(一)适应证

绝大多数肺动脉及左、右分支发育正常的法洛四联症患儿均应力争在 1 岁内行矫治术。对于出生后病情发展严重、婴儿期严重缺氧、屡发呼吸道感染和晕厥者,或不具备手术医疗条件者可行姑息手术。

(二)手术方式

(1)姑息手术:全麻下行锁骨下动脉-肺动脉吻合术或右心室流出道补片术,其目的是增加肺循环血量,改善缺氧,待条件成熟后再做矫治手术。

(2)矫治手术:在低温体外循环下疏通右心室流出道、修补室间隔缺损,同时矫正所合并的其他心内畸形。

五、护理措施

(一)术前护理

1.预防感冒

注意房间通风,保持室内空气新鲜,相对湿度合适,严格控制探视及陪伴人员。根据气候变化增减衣服,注意保暖,预防感冒。

2.测量身高、体重

计算体表面积,便于用药。

3.病情观察

病情观察包括:①监测生命体征,如有必要,监测和记录 24 小时液体出入量;②观察有无异常啼哭、烦躁不安、四肢厥冷等;③观察患者有无心力衰竭、上呼吸道感染或肺部感染等症状,发现异常通知医师。

4.维持循环和呼吸功能稳定

维持循环和呼吸功能稳定包括:①减少患者活动量,保证休息,避免哭闹。②心功能不全者,遵医嘱应用强心、利尿剂,改善循环功能。③严重心律失常者,给予持续心电监护并遵医嘱给药。④加强呼吸道管理,呼吸困难、缺氧者给予间断或持续吸氧,纠正低氧血症,严重者用呼吸机辅助通气。⑤指导患者深呼吸及有效咳嗽,保持呼吸道通畅,必要时予以吸痰。

5.改善营养状况

进营养丰富的食物,增强机体对手术耐受力。心功能欠佳者,应限制钠盐摄入;低蛋白血症和贫血者,遵医嘱给予清蛋白、新鲜血输入。

6.吸氧

发绀型心脏病患儿术前应吸氧,2～3 次/天,每次 30 分钟。注意休息,避免大声哭闹。

7.心理护理

病房的设计应富有人性化及童趣,减轻由于病房环境导致的紧张情绪。墙壁的颜色要鲜艳多彩,如布置一些吸引儿童的图案,门窗可装配一些彩带或其他饰物。多与患儿进行沟通,让患儿建立信任感,避免因术后离开亲属而感到恐惧。耐心向家属做好解释工作,有条件者可带患儿及家长参观监护室。

(二)术后护理

1.循环系统的监护

(1)血压监测:测量血压的方法包括有创血压直接监测和无创血压间接监

测。直接动脉测压比袖带式间接测压更为精确,而且可以连续观察动脉收缩压、舒张压和平均压的数值。常选桡动脉插管进行测量。有创血压监测时应注意:①严格执行无菌技术操作,防止感染的发生。②在测量时需将压力换能器置于第4肋间腋中线水平,并随换能器的位置变化及时调整零点。③定时观察动脉穿刺部位有无出血、肿胀,导管有无脱落,以及远端皮肤颜色和温度等。④在测压、取血、冲洗和调零点时,严防空气进入导致气栓。⑤拔管后局部压迫10分钟。

高血压是动脉导管术后最常见的并发症。因手术结扎导管后导致体循环血流量突然增大,术后可出现高血压,护理上应注意:①监测血压,并注意患儿有无烦躁不安、头痛、呕吐等高血压脑病的表现。②降压:若血压偏高,遵医嘱及时给予降压药物,以防出现高血压危象。给药后,密切观察血压变化、疗效和不良反应,准确记录用药量,根据血压变化随时调整剂量。③适当控制液体入量。④保持小儿安静。

(2)中心静脉压监测:体外循环术后的患儿常规建立中心静脉压的监测,直至病情平稳。每次测压时,测压管的零点必须与右心房中心在同一水平。平卧位时,零点平对腋中线第4肋间;坐位时应平对胸骨角。体位变动时应注意调整。咳嗽、呕吐、躁动、抽搐及用力时均影响中心静脉压水平,应在安静10～15分钟后再行测定。

(3)密切观察患者皮肤的颜色、温度、动脉搏动,以及唇、甲床、毛细血管充盈情况:检查者用手指压迫被检者甲床后立即放松,记录颜色由白转红的时间(正常为2～3秒)。若充盈时间延长,同时有口唇和甲床青紫,表示周围血管收缩、组织灌注不佳。

2.呼吸系统的监护

术后应注意观察呼吸频率、幅度、节律,有无呼吸困难。经常做胸部检查,判断有无肺不张、支气管痉挛、痰鸣及皮下气肿等。为改善氧合,减少呼吸做功,降低肺血管阻力,促进心功能恢复,心脏术后患者常规采用机械通气,支持呼吸功能。用呼吸机者应了解气管插管的位置是否合适,定期进行血气分析以了解呼吸功能。等患者神志清醒,血压、心律平稳,自主呼吸良好,可拔除气管插管,改为鼻导管吸氧,并加强呼吸道护理,尤其婴幼儿呼吸道较短小,极易被痰液和呕吐物堵塞,引起窒息,故术后保持呼吸道通畅极为重要。

3.肾功能监护

体外循环的低流量和低灌注压,红细胞破坏所致的血浆游离血红蛋白含量明显升高,低心排血量综合征或低血压[平均压<8.0 kPa(60 mmHg)],缩血管药物应用不当或肾毒性药物的大量应用等,可导致急性肾衰竭。临床表现为少尿、无尿、血钾升高、尿素氮及血清肌酐升高等。护理上应注意以下几方面。

(1)术后患儿必须留置导尿管,采用小刻度容器计算每小时尿量。注意观察尿色的变化,定时监测尿量、尿比重及 pH,维持尿量 1 mL/(kg·h)。

(2)当血容量稳定而尿量偏少或疑有肾功能不全时,及时应用利尿剂,可自小剂量开始直至达到满意的利尿效果。体外循环术后的患儿,无尿和少尿的最常见原因为术后血容量不足、肾灌注压低、低心排血量综合征。因此需针对病因治疗,提高肾灌注压。

(3)尿量过多,应密切监测血压及血钾变化,避免血容量不足及低钾血症的发生。

(4)发生血红蛋白尿,应予高渗性利尿或 4%碳酸氢钠静脉滴注以碱化尿液,防止血红蛋白沉积于肾小管导致肾功能损害。疑为肾衰竭者,严格记录出入液体量,限制水和电解质摄入,补液应量出为入,宁少勿多。

4.心包、纵隔引流管的护理

心包、纵隔引流管的护理包括:①保持引流管通畅。②及时准确地记录引流量、色与性质的变化。③密切观察病情,注意有无心脏压塞征象,一旦确定有心脏压塞、心包或胸膜腔内有活动性出血,均应立即做好开胸止血的准备。

5.体温监测

术后体温<35 ℃时应保暖复温,体温逐渐回升至常温时,及时撤除保暖措施并防止体温反跳。高热使心率加快,心肌氧耗量增加,若术后体温升至 38 ℃,应立即采取降温措施。

6.镇静和镇痛

小儿合作程度差,但对痛觉不如成人敏感,所以少量镇静药即可使之安静。有时父母陪伴、玩玩具看或电视节目可解除患儿的紧张情绪。

六、健康指导

(1)告知患儿及家属各种检查的目的以及术前、术后的注意事项。

(2)动脉导管未闭术后如发生声音嘶哑,嘱患儿噤声休息,一般 1～2 个月后可逐渐恢复。

(3)术后逐步增加活动量,术后 3 个月内不可过度劳累。

(4)术后的儿童应加强营养,多进高蛋白、高热量、富含维生素的食物,以利于生长发育。

(5)注意气候变化,尽量避免到公共场所,防止发生上呼吸道感染。

第三节 食 管 癌

食管癌是一种常见的消化道肿瘤,全世界每年约有 30 万人死于食管癌。发病年龄多在 40 岁以上,男性多于女性。我国是世界上食管癌高发的国家之一,发病率以河南省最高,此外江苏、山西、河北、福建、陕西、安徽、湖北、山东、广东等省均为高发区。

一、病因

食管癌的病因尚不明确,据流行病学调查发现,食管癌与种族、地理、生活环境、饮食习惯、营养状况、慢性疾病史、家族遗传史等有一定关系。

(一)化学因素

如长期进食亚硝胺含量较高的食物。

(二)生物因素

如某些真菌有致癌作用,能促使亚硝胺及其前体形成。

(三)缺乏某些微量元素

如钼、铁、锌、氟、硒等在粮食、蔬菜、饮水中含量偏低。

(四)缺乏维生素

缺乏维生素 A、B_1、B_2、C 以及动物蛋白,新鲜蔬菜、水果摄入不足,是食管癌高发区的一个共同特点。

(五)烟、酒、热食、热饮、口腔不洁等因素

如长期饮烈性酒、嗜好吸烟、进食过快、炎症、创伤或口腔不洁、龋齿等对局部黏膜的慢性刺激易引起癌变。

(六)遗传易感因素

据统计,在食管癌高发区,家族史阳性者达 27%～61%。

二、病理

临床上食管的解剖分段如下。①颈段：自食管入口至胸骨柄上沿的胸廓入口处。②胸段：又分为上、中、下3段。胸上段——自胸廓上口至气管分叉平面；胸中段——自气管分叉平面至贲门口全长度的上一半；胸下段——自气管分叉平面至贲门口全长度的下一半。通常将食管腹段也包括在胸下段内（图5-3）。食管癌以胸中段较多见，下段次之，上段较少，多为鳞癌。

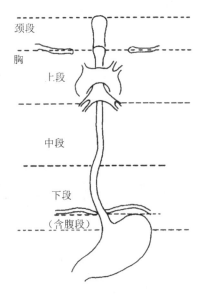

图 5-3　食管的分段

按病理形态，食管癌可分为四型。①髓质型：食管壁明显增厚并向腔外扩展，癌肿的上下缘呈坡状隆起，多数累及食管周径的全部或大部分。②蕈伞型：瘤体呈卵圆形扁平肿块状，向腔内呈蘑菇样突起。③溃疡型：瘤体的黏膜面呈深陷而边缘清楚的溃疡。④缩窄型（即硬化型），瘤体部位形成明显的环状狭窄，累及食管全周，较早出现梗阻症状。

扩散及转移：癌肿最先向黏膜下层扩散，继而向上、下及全层浸润，很易穿过疏松的外膜侵入邻近器官。癌肿主要通过淋巴转移，血行转移发生较晚。

三、临床表现

早期症状常不明显，仅在吞咽粗硬食物时有不同程度的不适感觉，包括咽下食物哽噎感、停滞感，胸骨后烧灼样、针刺样或牵拉摩擦样疼痛，食管内异物感。哽噎停滞感常在饮水后缓解。症状时轻时重，进展缓慢。

中、晚期食管癌典型的症状为进行性咽下困难。先是难咽干硬食物,继而难咽半流质的食物,最后水和唾液也不能咽下,常吐黏液样痰。患者逐渐消瘦、贫血、无力、脱水。当癌肿侵及邻近器官时,可出现相应的临床表现,如癌肿侵及喉返神经,可发生声音嘶哑;侵入主动脉,溃烂破裂,可引起大量呕血;侵入气管,可形成食管气管瘘,引起进食时呛咳及肺部感染;高度阻塞可致食物反流,亦可引起肺部感染;持续胸痛或背痛为晚期症状,表示癌肿已侵及食管外组织。

体格检查时应特别注意锁骨上有无肿大淋巴结,肝有无肿块,有无腹水、胸腔积液等远处转移体征。

食管癌国际 TNM 分期标准第 7 版(UICC,2009 版)

(一)T 分期标准:原发肿瘤

(1)T_x:原发肿瘤不能确定。

(2)T_0:无原发肿瘤证据。

(3)T_{is}:重度不典型增生(腺癌无法确定,原位癌)。

(4)T_1:肿瘤侵及黏膜固有层、黏膜肌层或黏膜下层。①T_{1a}:侵及黏膜固有层或黏膜肌层。②T_{1b}:侵及黏膜下层。

(5)T_2:肿瘤侵及食管肌层。

(6)T_3:肿瘤侵及食管纤维膜。

(7)T_4:肿瘤侵及食管周围结构。①T_{4a}:侵及胸膜、心包或膈肌。②T_{4b}:侵及其他邻近结构如主动脉、椎体、气管等。

(二)区域淋巴结(N)

(1)N_x:区域淋巴结转移不能确定。

(2)N_0:无区域淋巴结转移。

(3)N_1:1～2 枚区域淋巴结转移。

(4)N_2:3～6 枚区域淋巴结转移。

(5)N_3:≥7 枚区域淋巴结转移。

(三)远处转移(M)

(1)M_0:无远处转移。

(2)M_1:有远处转移。

四、辅助检查

(一)食管吞钡 X 线双重对比造影

早期可见:①食管黏膜皱襞紊乱、粗糙或有中断现象;②小的充盈缺损;③局限性管壁僵硬,蠕动中断;④小龛影:中、晚期有明显的不规则狭窄和充盈缺损,管壁僵硬。有时狭窄上方食管有不同程度的扩张。

(二)纤维食管镜检查

对临床已有症状或怀疑而未能明确诊断者,应早做纤维食管镜检查,可直视肿块并钳取活组织做病理组织学检查。

(三)计算机体层显像、超声内镜检查

可判断食管癌的浸润层次、向外扩展深度以及有无淋巴结转移。

五、治疗要点

食管癌的治疗采用综合治疗,包括外科治疗、放射治疗、化学治疗等。

(一)手术治疗

适用于全身情况和心肺功能储备良好、无明显远处转移征象的患者。对有较大的鳞癌且切除可能性不大但全身情况良好者,可先采用术前放射治疗,待瘤体缩小后再做手术。手术方法应根据病变部位及患者具体情况而定。手术路径常经左胸切口,中段食管癌切除有经右胸切口者,联合切口有经胸腹联合切口或颈、胸、腹三切口者。

食管下段癌,与代食管器官吻合多在主动脉弓上;食管中段或上段癌应吻合在颈部,可用器械或手工吻合。常用的代食管器官是胃,有时用结肠或空肠。

对晚期食管癌,不能根治且吞咽困难者,可做姑息性减状手术,如食管腔内置管术、食管胃转流吻合术、食管结肠转流吻合术或胃造瘘术等。

(二)放射治疗

(1)放射和手术综合治疗:可增加手术切除率,也能提高远期生存率。术前放射治疗后,间隔 2~3 周再做手术较为合适。手术时应在不能完全切除的残留癌组织处做金属标记,一般在术后 3~6 周开始术后放射治疗。

(2)单纯放射疗法:多用于颈段、胸上段食管癌,因手术难度大,并发症多,手术疗效常不满意。也可用于有手术禁忌证而病变长度不长,尚可耐受放射治疗的患者。

(三)化学治疗

采用化学治疗与手术治疗相结合或与放射治疗、中医中药相结合的综合治疗,有时可提高疗效,或使食管癌患者症状缓解,延长存活期。

(四)食管原位癌的内镜治疗

食管原位癌可在内镜下行黏膜切除术,术后 5 年生存率可达 86%～100%。

六、护理措施

(一)术前护理

1.营养支持

术前应保证患者的营养摄入。能口服者,指导患者合理进食高热量、高蛋白、富含维生素的食物。若患者仅能进流质饮食或长期不能进食者,可经静脉补充液体、电解质或提供肠外营养。

2.保持口腔卫生

口腔内细菌可随食物或唾液进入食管,而食管梗阻可造成食物积存,易引起细菌繁殖,造成局部感染,影响术后吻合口愈合,故应保持口腔清洁,进食后漱口,并积极治疗口腔疾病。

3.呼吸道准备

术前嘱患者戒烟两周以上,训练患者有效咳痰和腹式深呼吸,练习使用深呼吸训练器,为改善术后肺部通气,预防术后肺炎和肺不张做好准备。

4.消化道准备

消化道准备包括:①食管癌可导致不同程度的梗阻和炎症,术前 1 周每餐后嘱患者饮少量温开水,并口服抗生素溶液,以起到冲洗食管和局部消炎抗感染作用。②食管有明显梗阻者,术前 3 天每晚以 0.9%氯化钠溶液加抗生素经鼻胃管冲洗食管,可减轻局部充血水肿,减少术中污染,防止吻合口瘘。③结肠代食管手术患者,术前 3～5 天口服肠道抗生素;术前 2 天进无渣流质饮食,术前晚行清洁灌肠或全肠道灌洗后禁水、禁食。④术日晨常规置胃管时,如不能通过梗阻部位,可置于梗阻部位上端,待术中直视下再置于胃中,否则强行插管,有致癌细胞大量脱落或局部穿孔的危险。

(二)术后护理

1.监测生命体征

术后密切监测生命体征;麻醉苏醒,且生命体征平稳后改为 0.5～1 小时测量 1 次。

2.呼吸道护理

食管与胃吻合术后,胃拉入胸膜腔,使肺受压,肺扩张受限;术后切口疼痛、体质虚弱使咳痰无力等,患者易发生呼吸困难、缺氧,以及肺不张、肺炎,甚至呼吸衰竭。术后应密切观察呼吸状况,协助患者咳嗽、咳痰,保持呼吸道通畅,必要时行纤维支气管镜吸痰或气管切开吸痰。

3.饮食护理

(1)术后3～4天内吻合口处于充血水肿期,胃肠蠕动尚未恢复正常,需禁食、禁水。

(2)肛门排气、胃肠减压引流量减少后,拔除胃管。停止胃肠减压24小时后,若无吻合口瘘症状,先试饮少量水;若无异常,可给予少量全清流质饮食,每2小时给100 mL,每天6次;如无不适,进食量逐渐增加至全量。

(3)一般术后10天左右考虑进半流质饮食,术后3周后患者若无特殊不适可进普食。应注意少食多餐,防止进食过多、速度过快,避免进食生、冷、硬食物。进食量过多、过快或因吻合口水肿可导致进食时呕吐。水肿严重者应禁食,给予肠外营养,待3～4天水肿消退后再继续进食。

(4)留置十二指肠营养管者,遵医嘱早期经营养管注入38～40 ℃的营养液。一般在术后留置十二指肠营养管7～10天。营养管拔除后经口摄入流食或半流食。

4.胃肠道护理

(1)胃肠减压的护理:食管癌术后胃肠减压的目的是减轻腹胀和胃内胀气,以免影响吻合口的愈合。术后3～4天内持续胃肠减压,保持胃管通畅并妥善固定,防止脱出。严密观察引流量、性状、气味并准确记录。若引流出大量鲜血或血性液体,患者出现烦躁、血压下降、脉搏增快等,应考虑吻合口出血,需立即通知医师并配合处理。经常挤压胃管,避免管腔堵塞。如胃管不通畅,可用少量0.9%氯化钠溶液冲洗并及时回抽,避免胃扩张增加吻合口张力,导致吻合口瘘。胃管脱出后不应再盲目插入,以免戳穿吻合口,造成吻合口瘘。

(2)胃肠造瘘术后的护理:行胃肠造瘘术的患者,在手术72小时后,胃肠蠕动功能逐渐恢复正常,即可由导管灌食。观察造瘘管周围有无渗出液或胃液漏出。由于胃液对皮肤刺激较大,应保持敷料的清洁并在瘘口周围涂氧化锌软膏或置凡士林纱布保护皮肤,防止发生皮炎。妥善固定胃造瘘管,防止脱出、阻塞。

(3)结肠代食管术后护理:①保持置于结肠袢内的减压管通畅。②注意观察腹部体征。③若从减压管内吸出大量血性液体或呕吐较多咖啡样液并伴全身中毒症状,应考虑代食管的结肠袢坏死。如出现以上情况,需及时通知医师并配合抢救。④结肠代食管吻合术后,因结肠逆蠕动,患者常嗅到粪便味,需向患者解释清楚,并指导其注意口腔卫生,一般此情况于半年后逐步缓解。

(三)术后并发症的护理

1.吻合口瘘

吻合口瘘是食管癌术后极为严重的并发症,也是术后死亡的主要原因之一,死亡率达50%。吻合口瘘多发生在术后5~10天。颈部吻合的吻合口瘘比胸内吻合发生率高数倍。吻合口瘘的临床表现为呼吸困难,胸膜腔积液,全身中毒症状,休克甚至脓毒血症。胸穿可抽出带臭味的混浊液体,往往呈暗褐色。口服亚甲蓝,如引出蓝色液体则可诊断为吻合口瘘。

术后5~10天应严密观察有无吻合口瘘的症状,一旦出现,应立即通知医师并配合处理:①嘱患者立即禁食;②肠外营养支持;③严密观察生命体征,若出现休克症状,应积极抗休克治疗;④早期应用广谱抗生素,控制感染和全身中毒症状;⑤如为胸内吻合口瘘,应行胸膜腔闭式引流,保持引流通畅;⑥如为颈部吻合口瘘,切开引流,保持局部清洁,多可自愈,无需特殊处理。

2.乳糜胸

多发生在术后2~10天,少数患者可在2~3周后出现,因术中损伤胸导管所致。乳糜液的多少与性质同进食的量和性质有密切关系。术后早期由于禁食,乳糜液含脂肪甚少,胸膜腔闭式引流可为淡血性或淡黄色液,但量较多。恢复进食后,乳糜液漏出量增多,呈白色乳状液体或小米饭汤样。由于乳糜液大量积聚在胸膜腔内,可压迫肺及纵隔并使之向健侧移位。患者表现为胸闷、气急、心悸,甚至血压下降。由于乳糜液中95%以上是水,并含有大量脂肪、蛋白质、胆固醇、酶、抗体和电解质,若未及时治疗,可在短期内造成全身消耗、衰竭而死亡。

乳糜胸发生后,行胸膜腔闭式引流,及时引流出胸膜腔内乳糜液,使肺膨胀。嘱患者进低脂甚至是无脂的食物,必要时禁食,给予肠外营养支持。输血、血浆及清蛋白,纠正营养失衡,并注意纠正水、电解质紊乱。行胸导管结扎术者,术前1~2小时口服或经营养管注入牛奶200 mL或芝麻油50 mL,有利于术中瘘口的暴露。

七、健康指导

(1)饮食指导:①少食多餐,由稀到干,细嚼慢咽,逐渐增加食量,并注意进食后的反应。②避免进食刺激性食物与碳酸饮料,防止进食过多或进食速度过快;避免进食生、冷、硬食物(包括质硬的药片和带骨刺的肉类、花生、豆类等),质硬的药片可碾碎后服用。

（2）卧位：食管癌、贲门癌切除术后，可发生胃液反流至食管，患者可有反酸、呕吐等症状，平卧时加重。嘱患者饭后2小时内不宜平卧，睡觉时上身适当垫高。

（3）食管胃吻合术后的患者，可能有胸闷、进食后呼吸困难者，建议患者少食多餐，经1~2个月后，此症状多可缓解。

（4）术后3周仍有吞咽困难，有吻合口狭窄的可能，应随时复诊。

第四节 肺　　癌

肺癌大多数起源于支气管黏膜上皮，也称支气管肺癌。近50年来，全世界肺癌的发病率明显增加，发病年龄大多在40岁以上，以男性多见，男女之比（3~5）∶1。

一、病因

肺癌的病因尚未完全明确。据流行病学调查发现，肺癌与个人生活史、职业史及某些疾病史、家族史等关系密切。

（一）吸烟

大量资料表明，长期大量吸烟是肺癌的一个重要致病因素。吸烟量越多，时间越长，开始吸烟年龄越早，则肺癌发病率越高。每天吸烟40支以上者，肺鳞癌和小细胞癌的发病率比不吸烟者高4~10倍。

（二）致癌物质接触史

某些工业部门和矿区职工，肺癌的发病率较高，这可能与长期接触石棉、铬、镍、铜、锡、砷、放射性物质等致癌物质有关。城市居民的肺癌发病率比农村高，这可能与大气污染和烟尘中致癌物有关。此外，家庭炊烟的小环境污染也是致癌因素之一。

（三）人体内在因素

如免疫状态、代谢活动、遗传因素以及肺部慢性感染等，也可能对肺癌的发病有影响。

近年来在肺癌分子生物学方面的研究表明，某些基因表达的变化及基因突变与肺癌的发病有密切的关系。

二、病理

肺癌的分布以右肺癌多于左肺，上叶多于下叶。起源于主支气管、肺叶支气管的肺癌，位置靠近肺门者称为中心型肺癌；起源于肺段支气管以下的肺癌；位于肺的周围部分者称为周围型肺癌。

(一)分类

肺癌主要分两类：非小细胞肺癌(non-small cell lung cancer,NSCLC)和小细胞肺癌(small cell lung cancer,SCLC)。

1.非小细胞肺癌

(1)鳞状细胞癌(鳞癌)：患者年龄大多在50岁以上，以男性多见。一般起源于较大的支气管，以中心型肺癌多见。鳞癌生长缓慢，病程较长。通常先经淋巴转移，血行转移发生较晚，对放射治疗、化学治疗较敏感。

(2)腺癌：发病年龄较小，多见于女性。多数起源于较小的支气管上皮，多为周围型肺癌。一般生长较慢，但局部浸润和血行转移在早期即发生，淋巴转移则较晚发生。早期无明显症状，往往在胸部 X 线检查时发现。近年来肺腺癌的发病率明显升高。

(3)大细胞癌：此型肺癌少见。约半数起源于大支气管。分化程度低，预后很差，常在发生脑转移后才被发现。

2.小细胞癌(未分化小细胞癌)

又称燕麦细胞癌，发病年龄小，多见于男性。一般起源于较大支气管，生长速度快，恶性程度高，转移较早。对放射、化学治疗方法虽较敏感，但在各型肺癌中预后较差。

此外，少数肺癌患者同时存在不同类型的癌肿组织，称为混合型肺癌。

(二)转移

肺癌的扩散和转移主要有直接扩散、淋巴转移、血行转移3个途径。

1.直接扩散

癌肿可沿支气管壁并向支气管腔内生长，亦可直接扩散侵入邻近肺组织或侵及胸膜、胸壁、胸内其他组织和器官。

2.淋巴转移

最常见。癌细胞经支气管和肺血管周围的淋巴管道，先侵入邻近的肺段或肺叶支气管周围的淋巴结，然后到达肺门或气管隆凸下淋巴结，或侵入纵隔和气管旁淋巴结,最后累及锁骨上前斜角肌淋巴结和颈部淋巴结。纵隔和气管旁以及颈部淋巴结转移一般发生在肺癌同侧,但也可以在对侧,即所谓交叉转移。肺癌侵入胸壁或膈肌后,可向腋下或主动脉旁淋巴结转移。

3.血行转移

血行转移是肺癌的晚期表现,常见的有肝、骨骼、脑、肾上腺等。

三、临床表现

肺癌的临床表现与肿瘤的部位、大小,是否压迫或侵及邻近器官,有无转移等情况有着密切关系。

(一)早期

特别是周围型肺癌往往没有任何症状,大多在胸部 X 线检查时发现。肿瘤在较大的支气管内长大后,常出现刺激性咳嗽;另一个常见症状是血痰,通常为痰中带血点、血丝或断续地少量咯血,大量咯血很少见。部分肺癌患者,可出现胸闷、哮鸣、气促、发热和胸痛等症状。

(二)晚期

晚期肺癌压迫、浸润邻近器官及组织或发生远处转移时,可出现相应的症状,如声音嘶哑、吞咽困难、胸膜腔积液、胸痛、上肢静脉扩张及水肿、臂痛和上肢运动障碍、颈交感神经综合征等。

(三)非转移性的全身症状

如骨关节病综合征、Cushing 综合征、重症肌无力、男性乳腺增大、多发性肌肉神经痛等。这些症状在切除肺癌后可能消失。

四、辅助检查

(一)影像学检查

胸部 X 线和计算机体层显像可了解癌肿大小及其与肺叶、肺段、支气管的关系。肺部可见块状阴影,边缘不清或呈分叶状,周围有毛刺。

(二)痰细胞学检查

若痰细胞学检查找到癌细胞,可明确诊断。

(三)支气管镜检查

对中心型肺癌诊断的阳性率较高,可采取小块组织做病理切片检查,亦可经支气管刷取肿瘤表面组织或吸取支气管内分泌物进行细胞学检查。

（四）正电子发射断层扫描

正电子发射断层扫描是目前肺癌定性诊断和分期最好、最准确的无创检查。

（五）其他检查

纵隔镜、放射性核素肺扫描、经胸壁穿刺活组织检查、胸腔积液检查、剖胸探查等。

五、治疗要点

肺癌采取以外科手术为主的综合治疗。具体的治疗方案应根据肺癌的TNM分期、细胞病理类型、患者的心肺功能和全身情况以及其他因素来决定。

肺癌国际 TNM 分期标准第 7 版（UICC,2009 版）

原发肿瘤（T）。

T_x：原发肿瘤不能评价，或痰、支气管冲洗液找到癌细胞但影像学或支气管镜没有可视肿瘤。

T_0：没有原发肿瘤证据。

T_{is}：原位癌。

T_1：肿瘤最大径≤3 cm，周围为肺或脏层胸膜包绕，镜下肿瘤没有累及叶支气管以上（即没有累及主支气管）。①T_{1a}：肿瘤最大径≤2 cm。②T_{1b}：肿瘤最大径≥2 cm，但≤3 cm。

T_2：肿瘤最大径＞3 cm，但≤7 cm，或符合以下任何一点：①累及主支气管但距隆凸≥2 cm；②累及脏层胸膜；③扩展至肺门的肺不张或阻塞性肺炎，但不累及全肺。T_{2a}：肿瘤最大径＞3 cm，但≤5 cm。T_{2b}：肿瘤最大径≥5 cm，但≤7 cm。

T_3：肿瘤最大径＞7 cm 或任何大小的肿瘤已直接侵及了下述结构之一者：胸壁（包括肺上沟瘤）、膈肌、膈神经、纵隔胸膜，心包；肿瘤位于距隆凸 2 cm 以内的主支气管但尚未累及隆凸；全肺的肺不张或阻塞性炎症；原发肿瘤同一叶内出现单个或多个卫星结节。

T_4：任何大小的肿瘤已直接侵及了下述结构之一者：纵隔、心脏、大血管、气管、喉返神经、椎体、隆凸；同侧非原发肿瘤所在叶的其他肺叶出现的单个或多个结节。

区域淋巴结（N）。

N_x：区域淋巴结转移不能评价。

N_0:没有区域淋巴结转移。

N_1:同侧支气管周围淋巴结和(或)同侧肺门淋巴结和肺内淋巴结转移,包括原发肿瘤的直接侵及。

N_2:同侧纵隔和(或)隆凸下淋巴结转移。

N_3:对侧纵隔、对侧肺门淋巴结,同侧或对侧斜角肌或锁骨上淋巴结转移。

远处转移(M)。

M_0:没有远处转移。

M_1:有远处转移。①M_{1a}:对侧肺叶出现的肿瘤结节;胸膜结节或恶性胸腔(或心包)积液。②M_{1b}:远处器官转移。

(一)手术治疗

目的是彻底切除肺部原发癌肿病灶和局部及纵隔淋巴结,并尽可能保留健康的肺组织。

(1)肺切除术的范围,决定于病变的部位和大小,常用(基本)术式为肺叶切除术或一侧全肺切除术,此外还有支气管袖状肺叶切除术及肺动脉袖状肺叶切除术。肺切除的同时,应进行系统的肺门和纵隔淋巴结清除术。

(2)手术禁忌证包括:①远处转移;②心、肺、肝、肾功能不全,全身情况差的患者;③广泛肺门、纵隔淋巴结转移;④严重侵及周围器官及组织;⑤胸外淋巴结转移。

(二)放射治疗

在各种类型的肺癌中,小细胞癌对此最敏感,鳞癌次之,腺癌最低。

(三)化学治疗

临床上可单独应用于晚期肺癌患者,或与手术、放射等疗法综合应用。

(四)中药治疗

应用辨证论治法治疗肺癌,一部分患者的症状可以得到改善。

(五)免疫治疗

(1)特异性免疫疗法:用经过处理的自体肿瘤细胞或加用佐剂后做皮下接种治疗。

(2)非特异性免疫疗法:用卡介苗、转移因子、干扰素、胸腺肽等生物制品激发和增强人体免疫功能。

六、护理措施

(一)术前护理

1.改善肺泡的通气与换气功能,预防术后感染

(1)戒烟:术前应戒烟2周以上。

(2)维持呼吸道通畅:支气管分泌物较多者,行体位引流。痰液黏稠不易咳出者,行雾化吸入,注意观察痰液的量、颜色、黏稠度及气味。遵医嘱给予支气管扩张剂、祛痰药等,以改善呼吸状况。

(3)注意口腔卫生:口腔是细菌进入下呼吸道的门户,故应加强口腔卫生。

(4)控制感染:对伴有慢性支气管炎、肺内感染、肺气肿的患者,遵医嘱应用抗生素。

2.术前指导

(1)腹式呼吸训练:指导患者用鼻吸气,吸气时将腹部膨起,随即屏气1～2秒,呼气时让气体从口中慢慢呼出。术前每天均应坚持训练数次。

(2)有效咳嗽训练:咳嗽前嘱患者做数次深呼吸。咳嗽时,嘱患者吸气后屏气3～5秒,口型呈半开状态,用力从胸部深处咳嗽,不要从口腔后面或咽喉部咳嗽,用两次短而有力的咳嗽将痰咳出。有效的咳嗽声音应是低音调的。

(3)练习使用深呼吸训练器,预防肺部术后并发症的发生。深呼吸训练器的使用方法为:将深呼吸训练器的刻度指针置于预期刻度,平静呼气后,用口含住口含器,缓慢吸气,使呼吸训练器内的活塞缓慢升起。活塞到达预定刻度后,保持吸气状态5～10秒后平静呼气,待活塞下降至底部,松开口含器。根据患者的身高、体重、性别、年龄、病情调整预期刻度,3～4次/天,15～20分钟/次。

(二)术后护理

1.监测生命体征

术后每15～30分钟测生命体征1次;麻醉苏醒,且脉搏和血压平稳后改为0.5～1小时测量1次。术后24～36小时,血压常有波动现象,需严密观察。

2.呼吸道护理

(1)肺切除术后24～36小时,由于肺通气量和肺换气面积减少、麻醉后不良反应、伤口疼痛、肺膨胀不全等,会造成不同程度的缺氧,常规给予鼻导管吸氧。

(2)对于术前心肺功能差、全麻清醒较迟、动脉血氧饱和度过低者,术后可短

时间使用呼吸机辅助呼吸。

（3）观察呼吸频率、幅度及节律,双肺呼吸音,有无气促、发绀等缺氧征象以及经皮血氧饱和度情况。

（4）鼓励并协助患者深呼吸及咳嗽:患者清醒后鼓励并协助患者深呼吸及有效咳嗽,术后早期每1～2小时1次。叩背可使存在于肺叶、肺段处的分泌物松动流至支气管中并咯出,咳嗽前应给患者叩背。此外,按压胸骨切迹上方的气管也可刺激患者咳痰。患者咳痰时固定其胸部(图5-4),避免或减轻由于胸廓震动而引起的疼痛。

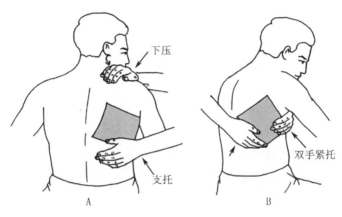

图 5-4　胸部固定方法

（5）稀释痰液:痰液黏稠不易咳出时,可采用雾化吸入。

（6）吸痰:对于咳痰无力、呼吸道分泌物潴留的患者,可行鼻导管深部吸痰,必要时协助医师行纤维支气管镜下吸痰或气管切开术。

3.维持胸膜腔引流通畅

定时挤压引流管,避免引流管受压、折曲、滑脱及阻塞。观察引流液的量、色、性状的变化。

4.减轻疼痛

肺手术切口较大,引流管穿过肋间使肋间神经受压,故术后切口疼痛较剧烈。术后应适当应用镇痛药。

5.活动与锻炼

（1）肩关节与手臂的活动:须及早进行,当患者完全清醒后先开始患侧肩、臂的被动活动,每3～4小时活动1次。术后第1天鼓励患者做主动活动,以患肩的前屈、后伸、外展、内收、内旋、外旋活动为主。

（2）早期下床活动：术后早期生命体征平稳后，协助患者坐起。鼓励患者逐步下床活动，根据患者的情况逐渐增加活动量，如出现头晕、气促、心动过速、心悸和出汗等症状时，应立即停止活动。

6.一侧全肺切除术后护理的特殊要求

（1）胸膜腔引流管呈钳闭状态，以减轻或纠正明显的纵隔移位。

（2）注意胸膜腔内压力的改变：经常检查颈部气管的位置有无变化。如气管偏向健侧，可酌情放出适量的气体或积液，以维持气管、纵隔于中间位置。每次放液时，速度宜慢，每次放液量不宜过多，否则快速多量放液可引起纵隔突然移位，患者出现胸闷、呼吸困难、心动过速，甚至心搏骤停。

（3）严格掌握输液的速度和量：一侧全肺切除术后 24 小时补液量宜控制在2 000 mL内，速度以 20～30 滴/分为宜。

（4）一侧全肺切除术后的患者，其支气管残端缝合处就在气管隆凸下方，深部吸痰时吸痰管进入气管长度以不超过气管的 1/2 为宜。

（5）休息与活动：患者术后早期应卧床休息，禁忌健侧卧位。但要适当活动肢体，进行功能锻炼，促进循环、呼吸功能的恢复。

（三）术后并发症的预防及护理

1.肺不张与肺部感染

患者表现为烦躁不安、不能平卧、心动过速、体温升高、哮鸣、发绀、呼吸困难等症状，肺部听诊可有管状呼吸音，血气分析显示为低氧血症、高碳酸血症。肺不张的护理应着眼于预防。术前力劝患者戒烟。术前、术后加强口腔卫生，加强深呼吸和咳嗽动作的训练。做好呼吸道的管理，及时清除呼吸道分泌物，必要时行鼻导管深部吸痰或支气管镜吸痰，病情严重者可行气管切开术。

2.支气管胸膜瘘

多发生于术后 1 周，表现为术后 3～14 天仍可从胸膜腔引流管引出大量液体，患者可出现发热、刺激性咳嗽、呼吸困难、血痰等症状。胸膜腔内注入亚甲蓝后，患者咳出蓝色痰液即可确诊。支气管胸膜瘘可造成张力性气胸、皮下气肿、脓胸等，如从瘘口吸入大量胸膜腔积液则可导致窒息。一旦发生，立即通知医师，将患者置于患侧卧位，以防漏液流向健侧，并行胸膜腔闭式引流术。早期瘘可及早手术修补瘘口，并遵医嘱给予抗生素治疗。小瘘口可自行愈合，但应延长胸膜腔引流时间；较大瘘口，必要时行开胸手术。

七、健康指导

(一)防止便秘

一侧全肺切除术后应保持排便通畅,必要时可应用缓泻剂,防止用力排便增加心脏负担。

(二)活动

术后教会患者综合进行患侧肩、肘、前臂、肩胛区及健侧肢体活动(图 5-5),并逐渐增大运动量和范围。全肺切除术后患者,在坐、立、行走或卧床时,都应保持脊柱的直立功能姿势,预防脊柱侧弯畸形的发生。

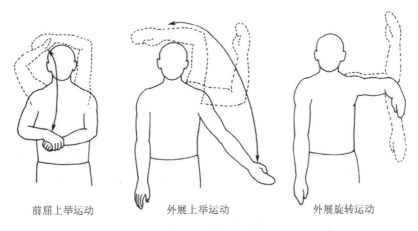

前屈上举运动　　　　外展上举运动　　　　外展旋转运动

图 5-5　开胸术后手臂与肩膀的运动

(三)出院后定期复查

出院后如出现伤口疼痛、剧烈咳嗽、咯血等症状,或有进行性倦怠情形,应立即就医。

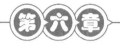

泌尿外科护理

第一节 泌尿系统结核

泌尿系统结核是全身结核病的一部分,泌尿系统中其他器官的结核发生多数起源于肾脏,输尿管和膀胱结核是肾结核的次发病变,因而泌尿系统结核是一个整体。肾结核绝大多数起源于肺结核,少数继发骨关节结核或消化道结核。肾结核是由结核分枝杆菌引起的缓慢性、进行性、破坏性病变。肾结核的临床表现取决于肾脏病变的范围以及输尿管膀胱继发结核的严重程度。结核分枝杆菌自原发感染灶经血行播散引起肾结核,早期结核病变局限在肾皮质时,尿液检查可发现结核杆菌,并不引起症状,多数可自行愈合,若患者免疫力较强,以后可完全愈合,不发展成临床肾结核。如未及时治疗,结核分枝杆菌随尿液下行,播散至输尿管、膀胱、尿道致病,还可以通过前列腺导管、射精管进入男性生殖系统,引起男性生殖系统结核。男性生殖系统结核也可以经血行直接播散引起结核。泌尿系统结核往往在肺结核发生或愈合后 3～10 年甚至更长时间才会出现症状。也常会在一些消耗性疾病、创伤、皮质激素使用、免疫抑制性疾病、糖尿病、艾滋病等疾病患者中出现。

一、病理

结核杆菌经血行感染进入肾,在双侧肾皮质的肾小球周围毛细血管丛内形成多发性微小结核病灶。由于此处血液循环丰富,修复力较强,如患者免疫状况良好,感染细菌的数量少时,这种早期的微小结核病变可以全部自行愈合,临床上一般不出现症状,称为病理型肾结核。但此期肾结核可以在尿液检查中查到结核杆菌,如果患者免疫能力低下,细菌数量大,肾皮质内的病灶不愈合逐渐扩大,结核杆菌经肾小管达到髓质的肾小管袢处。由于此处血流缓慢、血液循环较差,易发展为肾髓质结核。病变在肾髓质继续发展穿破肾乳头到达肾盏、肾盂,进而发生结核性肾盂肾炎,就会出现临床症状及影像学改变,称为临床肾结核。绝大多数为单侧病变。

(一)肾结核

肾结核其发生是一个渐进性过程,早期病变主要是肾皮质内多发性结核结节,病变局限于双侧的肾皮质。它是由淋巴细胞、浆细胞、巨噬细胞和上皮样细胞形成的结核性肉芽肿,中央常为干酪样物质,边缘为纤维组织增生。虽然尿检已呈酸性,有镜下血尿,尿中偶能找到结核分枝杆菌,但尚无临床表现,这种早期肾结核又称为病理型肾结核。病理型肾结核约80%累及双肾,但大多数患者能自行愈合,病灶被纤维化或钙化取代。肾脏出现的病理性修复反应为纤维化和钙化。①纤维化:造成肾内动脉狭窄、内膜增厚,致使肾皮质缺血、萎缩。纤维瘢痕也可包裹干酪样物质,形成结核瘤,但这种情况是比较少见的。肾盂和肾盏纤维化时,其管壁增厚、挛缩,会造成肾盏颈或肾盂输尿管连接处产生瘢痕性狭窄,致使尿流不畅,肾盂肾盏内压增高,从而加重肾实质破坏。②钙化:多发在脓肿表面,其内部仍含有大量结核分枝杆菌,此时化学治疗难以奏效。因此,肾结核钙化部分会逐渐增大,往往被视为手术治疗指征。病变晚期的肾脏常因肾实质破坏和瘢痕收缩而萎缩,表面高低不平,肾功能大部分甚至完全丧失。随着病变发展,病灶浸润逐渐扩大,侵入肾髓质后病变不能自愈,结核结节彼此融合,形成干酪样脓肿,从肾乳头处破入肾盏肾盂形成空洞性溃疡,逐渐扩大蔓延累及全肾。此时,患者开始出现临床症状,称为临床型肾结核。肾盏颈或肾盂出口因纤维化发生狭窄,可形成局限的闭合脓肿或结核性脓肾。结核钙化是肾结核常见的病理改变,为散在的钙化斑块,也可为弥漫的全肾钙化。但少数患者全肾广泛钙化时,其内混有干酪样脓肿,肾功能则完全丧失,输尿管常完全闭塞,含有结核分枝杆菌的尿液不能流入膀胱,膀胱继发性结核病变逐渐好转和愈合,膀胱刺激症状也逐渐缓解甚至消失,尿检开始趋于正常,这种情况称之为"自行肾切除"或"肾自截"。但病灶内仍存有大量活的结核分枝杆菌,仍可作为病原复发,不能因症状不明显而予以忽视。从病理型肾结核发展为临床型肾结核的病程很长,约70%的患者超过5年,甚至长达10~20年,故儿童泌尿系统结核比较少见。临床型肾结核90%则为单侧,左右侧发病率无明显区别,但对侧可能存在病理型肾结核。

(二)输尿管结核

输尿管结核常表现为黏膜、黏膜下层结核结节、溃疡、肉芽肿和纤维化,病变是由黏膜层开始,先形成结核结节,继而相互融合形成溃疡,逐步破坏管壁全层,一般是多发性的。肌层则由肉芽和纤维组织替代,最终导致输尿管壁增厚、变硬,随之输尿管缩短、狭窄,管壁纤维化增粗变硬,管腔呈节段性狭窄,收缩功能下降,致使尿流下行受阻,引起肾积水,加速肾结核病变发展,甚至发展成为结核性脓肾,而肾功能则完全丧失。输尿管狭窄最常见于输尿管下段,尤其是输尿管膀胱连接处;其次是上段;肾盂输尿管连接处及中段比较少见;有时会累及全程输尿管。输尿管狭窄是结核病肾脏丧失功能的主要原因,比例高达 93.7%。

(三)膀胱结核

病变最先从患侧输尿管口附近开始,逐渐扩散至膀胱的其他处。最初表现为局部膀胱黏膜充血、水肿等一般炎性反应,并有水疱样改变,黏膜下常形成散在的结核结节。病情进一步发展会使结核结节互相融合形成溃疡、肉芽肿和纤维化,晚期病变深达肌层,致使逼尿肌纤维化而失去伸缩功能。输尿管口周围肌肉纤维化则导致输尿管口狭窄和(或)关闭不全。结核性溃疡较少见,但可以累及全膀胱。若整个膀胱受累,病变愈合致使膀胱壁广泛纤维化和瘢痕收缩,使膀胱壁失去伸张能力,膀胱容量明显减少(50 mL),称为膀胱挛缩。膀胱结核病变及膀胱挛缩常会导致对侧肾积水,这是由于健侧输尿管口狭窄或闭合不全,形成洞穴样输尿管管口,膀胱容量减少造成膀胱内压增高,使得对侧肾盂尿液梗阻或膀胱尿液反流,造成上尿路的尿液排出受阻所致。膀胱结核性溃疡向深层侵及,如向外穿透可形成膀胱阴道瘘或膀胱直肠瘘。

(四)尿道结核

非常罕见。其主要发生于男性,常为前列腺、精囊结核直接蔓延到后尿道形成空洞破坏后尿道所致,少数为膀胱结核蔓延引起。结核分枝杆菌多来自肾脏,也可由生殖系结核播散而来,极少由尿道口直接从外界感染。其病理改变主要是结核性溃疡,后期可因纤维化导致尿道狭窄,会引起排尿困难,加剧肾功能损害。

总之,泌尿系统结核的病理特点是组织的破坏与修复混合存在。机体抵抗力弱而结核分枝杆菌量大、毒力强时,病理改变以破坏为主,则形成溃疡和脓肿。抵抗力增强或使用抗结核药后,则修复反应较为明显,表现的纤维化和钙化。这种修复是病理性修复,有时会不够彻底,进而也可能导致一系列负面效应,使得进一步加重病情。

二、临床表现

肺部感染结核后到泌尿生殖系统出现临床症状期间的潜伏期很长,平均为22年。肾结核常发生于20～40岁的青壮年,男性较多见。儿童和老人发病较少,儿童发病多在10岁以上,婴幼儿罕见。肾结核约90%为单侧性。病变发展至临床型肾结核后,大约20%的患者仍无症状,70%以上的患者仅表现为泌尿系统症状。肾结核症状一般取决于肾病变范围及输尿管、膀胱继发结核病变的严重程度。早期常无明显症状,只是尿液检查有少量红细胞、白细胞及蛋白,呈酸性,尿中可能发现结核分枝杆菌,泌尿系统造影及其他检查并无异常。随着病情的发展,可出现下列典型的临床表现。

(一)尿频

无痛性尿频是泌尿系统结核最为突出的症状,出现最早,持续时间最长。尿频、尿急、尿痛是肾结核的典型症状之一。尿频往往最早出现,常是患者就诊时的主诉。初期表现为夜尿增多,排尿时尿道伴有灼热感或疼痛,有的排尿之后仍有尿不净的感觉,以后逐渐转变为全天性,呈进行性加重,用普通抗生素治疗无效。尿频最初是由上尿路含有结核分枝杆菌的脓肿和坏死物质的尿液刺激膀胱黏膜所致,以后当结核病变侵及膀胱壁,则是由膀胱自身结核病变引起。病变广泛或合并非特异性感染时,尿频加剧,亦可伴有尿急、尿痛和耻骨上区痛,表现为典型的膀胱刺激症状。若输尿管完全闭塞造成"肾自截",上述症状可好转乃至消失。晚期出现膀胱挛缩时尿频最为严重,因膀胱容量仅为数十毫升致使尿频更加严重,患者每天排尿可达数十次至百余次,甚至出现急迫性尿失禁。

(二)脓尿

脓尿是肾结核的常见症状,由于其他症状更为明显,极少患者仅因脓尿而就诊,肉眼脓尿者尿液混浊并伴有絮状物,呈淘米水样,乃是由肾脏或膀胱病变组织排出干酪样碎屑或絮状物坏死物质所致。镜下脓尿可多见大量脓细胞,每高倍显微镜下脓细胞数常在20个以上。但近20%的患者尿检中查不到白细胞。也可以出现脓血尿或脓尿中混有血丝。结核性脓尿的特点是尿中虽有脓细胞,亦可内含结核分枝杆菌,但普通细菌培养结果为阴性,即所谓"无菌性脓尿"。

(三)血尿

血尿是肾结核的重要症状,常为终末血尿。肾结核的血尿常在尿频、尿急、尿痛症状发生以后出现,但也有以血尿为初发症状者。血尿发生率为50%～

60％。血尿来源可为肾脏,但多数是因膀胱收缩时结核溃疡出血所致,表现为终末血尿。病理型肾结核时即有镜下血尿。肉眼血尿约占10％,一般为晚期症状,但也可以是首发甚至唯一的症状。少数肾结核因病变侵及血管,也可以出现全程肉眼血尿;出血严重时,血块通过输尿管可引起肾绞痛,但较少见。血尿程度时轻时重,但少有大出血。

(四)腰痛

肾结核虽然主要病变在肾,但一般无明显腰痛,所以较少出现。其原因是:①血块或脱落的钙化片、干酪样物质堵塞输尿管时,可引起腰部钝痛或绞痛;②肾脏病变破坏严重和梗阻时,累及肾包膜或并发严重肾积水;③发生结核性脓肾或继发肾周感染、继发普通细菌感染。此外,合并对侧肾积水时可引起对侧腰痛。较大肾积脓或对侧巨大肾积水时,腰部可触及肿块。

(五)全身症状

肾结核患者的全身症状一般不明显。少数患者可能出现:①晚期肾结核或合并其他器官活动结核时,可出现全身性结核毒性症状,表现为发热、消瘦、乏力、贫血、盗汗、食欲差和血沉快等典型结核症状等。偶可发生40℃以上的严重高热,常易被误诊为普通尿路感染,需用试验性治疗加以鉴别,即结核性高热用普通抗生素治疗无效,而用抗结核药物后,高热在2～3天内便可逐渐下降。②严重双肾结核或肾结核对侧肾积水时,终末期慢性肾衰竭,约占5％,表现为水肿、贫血、恶心、呕吐、少尿等慢性肾功能不全的症状,甚至突然发生无尿的症状。③高血压,是患肾血供减少引起肾素分泌增多所致。

(六)局部体征

少数患者可被触及肾脏肿大。若肾动脉或其分支发生破坏性改变者,有时可在肾区闻及血管性杂音。可发现输精管增粗且呈结节样改变、附睾或前列腺肿大变硬等体征。这些生殖系结核的体征是间接提示泌尿系统结核的有力佐证。

三、辅助检查

(一)实验室检查

(1)尿液检查。①常规检查:尿液呈酸性反应,尿蛋白阳性,多见脓细胞和红细胞;②普通细菌培养:一般为阴性,但应注意,在20％～40％的结核患者及50％女性结核患者中可检出病原体,得出结论为阴性结果并不能排除泌尿系统结核。

(2)尿结核分枝杆菌检查:是早期诊断泌尿系统结核的重要方法。①涂片找抗酸杆菌。因为病灶中的结核分枝杆菌是间歇性地排进尿中,故应每天收集24小时尿来检验尿沉渣,至少连做3次。该法操作简便,但为防止与其他抗酸杆菌相混淆,采集尿液标本时应清洗阴茎头,尽量避免污染。②尿结核分枝杆菌培养,特异性较高,是诊断结核分枝杆菌的"金标准",但所需时间长达4~6周。为提高检出率,结核分枝杆菌培养也应做至少3次,每次均取晨尿。若培养结果为阳性,同时应做抗结核药物敏感试验。③聚合酶链反应,即使细菌很少也可检出,所需时间仅为24~48小时。目前已成为检测尿液结核分枝杆菌的补充手段,并且很有可能会取代传统的结核分枝杆菌鉴定方法。

(3)血液检查:大多数患者血常规正常,病情严重时白细胞数可升高。部分患者血沉增快,是结核病变在活动的表现。血沉也是对活动性结核疗效评估和随访的良好标志,化学治疗期间每月复查1次。双侧肾结核或一侧肾结核伴对侧重度肾积水患者可有肾功能及贫血指标改变。

(二)影像学检查

(1)X线平片:主要包括尿路平片和胸片。尿路平片可能见到病肾局灶或斑点状钙化影或全肾广泛钙化,但尿路平片上可能存在患侧肾轮廓模糊、腰大肌阴影消失等现象。有时会被误诊为肾结石。这两者区别是:结核性钙化斑位于肾实质部位;而结石性钙化斑位于肾集尿系统。"自截肾"常表现为肾区弥漫性钙化,但输尿管和膀胱钙化少见。疑似泌尿系统结核者还应常规拍摄胸和脊柱片,以寻找潜在的肾外结核病灶。

(2)B超检查:操作简单易行,对于中晚期患者可初步确诊病变部位,常显示为病肾结构紊乱,有钙化则显示强回声,超声也较容易发现对侧肾积水及膀胱有无挛缩。

(3)尿路造影:静脉尿路造影可以了解分侧肾功能、病变程度与范围,对肾结核治疗方案的选择必不可少。它是诊断泌尿系统结核的标准方法,静脉尿路造影虽有被计算机体层显像取代的趋势,但至今仍在广泛应用。

(4)计算机体层显像:其侧重于肾实质检查,而静脉尿路造影侧重于集尿系统的检查。对早期泌尿系统结核,计算机体层显像检查可无明显改变。但至病变后期,其诊断价值则高于静脉尿路造影。在双肾结核或肾结核对侧肾积水,静脉尿路造影显影不良时,计算机体层显像、磁共振成像有助于确定诊断。

(三)膀胱镜检查

在病变不同阶段可见膀胱黏膜充血、水肿、浅黄色结核结节、结核性溃疡、肉芽肿及瘢痕等改变,以患侧输尿管开口周围及膀胱三角区较为明显。结核性肉芽肿易误诊为肿瘤,必要时取活组织检查明确诊断。

四、诊断要点

泌尿系统结核,尤其在早期往往缺乏典型的临床表现和特异性的检查手段,是最易误诊的泌尿外科疾病之一。因此,诊断的关键在于意识到本病的可能。以下几种情况是提示泌尿系统结核的重要线索:慢性尿路感染抗生素长期治疗无效,并伴有进行性加重;青壮年反复出现无痛性夜间尿频或原因不明的血尿,尿培养无细菌生长;有结核病接触史,或有肺、生殖系统结核证据;附睾有硬结或伴阴囊慢性窦道者,应考虑有肾结核的可能。

五、治疗原则

治疗原则包括抗结核化学治疗和手术治疗。因结核是全身性疾病,所以运用抗结核化学治疗是泌尿和男性生殖系结核的基本治疗手段,而手术治疗只是辅助手段,并且必须在化学治疗的基础上方能进行。

(一)抗结核化学治疗

结核的潜伏状态和对抗生素的抵抗性均与结核分枝杆菌的增长速度慢有关。因为抗生素一般只在细菌的分裂期发挥作用,所以抗结核化学治疗的周期一般会较长。为减少药物的不良反应、提高患者的依从性,目前大多数采用 6 个月的短程疗法。这种标准化治疗方法是由一线抗结核药物组合而成。常用的抗结核药物有:异烟肼(H)、利福平(R)、吡嗪酰胺(Z)、乙胺丁醇(E)。除 E 为抑菌药以外,其余都是杀菌药。药物治疗结核时应用单一药物的复发率是 80%,两种药物联合应用的复发率是 25%,三种药物联合应用的复发率仅是 10%。国际防结核和肺病联合会推荐短程三联化学治疗方案:2HRZ/4HR,式中的 2 是指初期的 2 个月,为强化阶段,每天口服异烟肼、利福平和吡嗪酰胺;式中的 4 是指后期的 4 个月,为巩固阶段,每天口服异烟肼和利福平。对复发性结核,巩固阶段应为 6 个月。少数病情严重者可适当延长巩固阶段。

(二)手术治疗

50% 以上的泌尿生殖系结核患者需手术治疗。患者确诊时若无明显症状、肾脏损害较小,就不需要手术。凡药物治疗 6~9 个月无效,肾结核破坏严重者,应在药物治疗的配合下进行手术治疗。

(1)肾切除术:肾切除术前抗结核治疗不应少于 2 周。术中应尽量低位切除输尿管。术后通常不置引流,以减少窦道形成的机会。近年来已开展腹腔镜下结核肾切除术,取得较好的效果。

(2)肾部分切除术:现代抗结核化学治疗对肾脏局限性结核相当有效,肾部分切除术已不常使用,目前只用于有钙化灶的患者。术后每年随访 1 次,至少连续 10 年。

(三)病灶清除术

适用于与集尿系统不相通的肾内局限性结核性脓肿。在超声或 X 线引导下经皮肾穿刺吸出内容物,留置导管 1～2 周,每天向脓腔内灌注抗结核药物。这是一种补充化学治疗的姑息性手术,一般治疗效果良好。术后每半年随访 1 次,至少连续 5 年。

(四)成形手术

(1)输尿管狭窄的手术:病变致使管腔狭窄引起肾积水,如肾结核较轻,功能尚且良好,狭窄较局限,狭窄位于中上段者,可以切除狭窄段,给予行输尿管对端吻合术。狭窄靠近膀胱者,则需施行狭窄段切除,输尿管膀胱吻合术,再放置双 J 形输尿管支架引流管,术后 1～2 个月拔除。输尿管狭窄最常见于输尿管下段,长度多在 5 cm 以下。部分狭窄是由水肿引起,先在确实有效的化学治疗下试用 3 周激素疗法。6 周以后复查静脉尿路造影,若狭窄无变化或加重,可行扩张或内镜切开术,亦可采用输尿管膀胱再植术。

(2)膀胱挛缩的手术:肾结核并发膀胱挛缩,膀胱挛缩是膀胱结核的晚期并发症,为迅速改善症状和肾功能,应及早行膀胱扩大术。尿失禁和尿道狭窄的患者不宜施行此项手术。一般用于扩大膀胱的材料有盲肠或结肠等。

(3)尿流改道术:使尿液从非正常尿道排出体外的手术称为尿流改道术。其手术指征是:①上尿路积水导致肾功能不全时,应先引流尿液以挽救肾功能;②输尿管狭窄段过长,无法进行重建术;③尿失禁严重影响生活,且药物治疗无效;④膀胱以下尿路严重梗阻者。手术种类有肾造口术、输尿管皮肤造口术、回肠膀胱术、原位新膀胱术等。

六、临床护理

(一)评估要点

1.术前评估

(1)健康史:了解患者的年龄、性别、职业,有无吸烟、饮酒史;发病前有无工作劳累、情绪波动等情况;既往有无结核病史,如肺结核,以及患结核病之后是否接受全程的抗结核化学治疗过程;有无与结核患者密切接触史。

(2)心理准备:患者是否因尿频、尿痛而感到焦虑。患者及家属对泌尿系统结核药物治疗、手术治疗的认知和接受情况。抗结核化学治疗药物的不良反应及自我护理知识是否掌握。

(3)身体状况。

局部状况:评估尿频的程度,每天排尿的次数及尿量、有无血尿,是否含有血块,有无脓尿、脓血尿,腰部有无触及触痛及疼痛的部位、程度等。

全身状况:了解患者的营养状况和精神状态、有无肾外结核、有无结核中毒的全身表现、有无抗结核化学治疗引起的肝肾功能损害等。

辅助检查:尿结核分枝杆菌涂片及培养结果、影像学检查结果,特别是静脉尿路造影显示肾损害的情况及肾功能,以及有无对侧肾积水、输尿管狭窄、挛缩膀胱等。

2.术后评估

(1)了解患者的手术方式,手术情况、手术效果。

(2)了解患者的术后管路情况,引流管是否通畅、固定良好,引流液的量、颜色及性状,液体 24 小时出入量,有无出血、感染、尿瘘等并发症等。

(二)护理诊断/问题

(1)恐惧与焦虑:与病程长、切除病肾、担心预后有关。

(2)排尿功能障碍:与结核性膀胱炎、膀胱挛缩有关。

(3)潜在并发症:出血、感染、尿瘘、肾衰竭、肝功能受损。

(三)护理目标

(1)患者恐惧与焦虑减轻。

(2)患者能够维持正常的排尿状态。

(3)患者未发生并发症,或并发症能够得到及时发现和处理。

(四)护理措施

1.术前护理

(1)心理指导:患者多因尿频、尿痛、血尿等症状,以及患有结核病、抗结核化学治疗而感到焦虑和恐惧,应给予患者讲解该病的临床特点及规范抗结核化学治疗的意义,解释各项检查及手术的方法和治疗效果,解除其恐惧、焦虑等不安心理,增强患者战胜疾病的信心,使其配合治疗。

（2）饮食指导：嘱患者多进食高热量、高蛋白、高维生素及易消化的食物，必要时通过静脉途径补充营养，改善身体营养状态。多以卧床休息为主，避免过度劳累。

（3）用药指导：嘱患者按时、足量、足疗程服药。因药物多有肝损害等不良反应，遵医嘱使用药物保护肝脏，并定期检查肝功能。勿用和慎用对肾脏有毒性的药物，如氨基糖苷类、磺胺类药物等，尤其是双肾结核、肾结核双肾积水、孤立肾结核的患者。

（4）术前准备：完善尿培养、尿涂片及静脉尿路造影等检查；术前 1 天备皮、采集血样，术日晨行肠道清洁灌肠。对于肾积水的患者，需经皮留置引流管处理肾积水，待肾功能好转后再行手术，因此须做好引流管及皮肤护理。

2.术后护理

（1）休息与活动：待生命体征平稳后，可协助患者翻身，取健侧卧位，注意保护肩及髋部皮肤。避免过早下床活动，肾切除术后一般需卧床 3～5 天，行部分肾脏切除手术的患者需卧床 1～2 周。

（2）抗感染治疗：密切观察白细胞计数、患者体温、手术切口及敷料情况，遵医嘱使用抗生素，尽量保持切口敷料清洁、干燥。

（3）管道护理：妥善固定引流管和导尿管，保持引流管通畅，防止引流管扭曲、打折，密切观察并记录引流液的颜色、性质、量。术后记录 24 小时尿量，若术后 6 小时仍无尿或 24 小时尿量少，有发生肾衰竭的可能，及时报告医师并协助处理。

（4）尿漏的观察与护理：保持肾区引流管、双 J 管及导尿管的引流通畅，指导患者避免憋尿及减少腹部用力。若出现肾区引流管引流量减少、切口疼痛、渗尿、触及皮下有波动感等情况，提示可能发生尿漏，应及时通知医师并协助处理。

（五）健康教育

1.康复指导

加强营养，注意休息，适当活动，避免过度劳累，增强机体抵抗力，促进康复。

2.用药指导

术后继续抗结核化学治疗 6 个月以上，以防结核复发。遵医嘱服药，不可随意间断或减少服药剂量或停药，避免产生耐药性而影响治疗效果。如出现恶心、呕吐、耳鸣、听力下降等症状请及时就诊。

3.定期复查

单纯的抗结核化学治疗及术后患者须重视尿液检查和泌尿系统造影结果的

变化。每月定时检查尿常规和尿结核分枝杆菌情况,必要时行静脉尿路造影。连续半年在尿检中未找见结核分枝杆菌为稳定转阴。5 年不复发即可认为治愈。如果有明显膀胱结核或伴有其他器官结核,随诊时间需延长至 10～20 年甚至更长。伴有膀胱挛缩的患者在患肾切除后,继续抗结核化学治疗 3～6 个月,待膀胱结核完全治愈后返院行膀胱手术治疗。

第二节　前列腺和精囊结核

一、病理

前列腺结核和精囊结核早期位于前列腺和精囊的血管或射精管附近,后向其附近的其他部位扩展。病理改变与其他器官结核类似,但纤维化较重。前列腺结核和精囊结核几乎同时存在。前列腺结核有时形成寒性脓肿及不同程度的钙化。病变偶可向会阴部破溃,形成窦道。

二、临床表现

患者一般无自觉症状,但偶有会阴部不适及轻微直肠部疼痛,有血精、精液量减少、射精痛等现象。全身症状为消瘦、疲乏、低热、盗汗等。临床上多是前列腺切除术后病理检查发现有结核。直肠指检时可见前列腺和精囊表面有硬结,无明显触痛。精囊一般会增大、变硬,但前列腺体积可以正常或缩小。

三、诊断要点

本身症状不明显,不易及时诊断。对于反复出现血精者应警惕有结核的可能。在其他部位,特别是在泌尿系统或附睾发现结核时,应该同时检查前列腺和精囊有无结核情况,若直肠指检发现上述改变,则诊断能成立。在前列腺液或精液中有时能找到结核分枝杆菌。X 线平片、B 超或计算机体层显像有时能发现前列腺或精囊钙化。

四、治疗原则

一般采用全身抗结核药物治疗,合并附睾结核者酌情处理附睾病变,会阴处窦道多在结核治愈后多能愈合,不愈者结核治疗稳定后可行手术治疗。

五、临床护理

(一)护理诊断/问题

(1)恐惧与焦虑:与发病特异、担心影响性功能及生育能力等有关。

(2)潜在并发症:细菌感染、不育。

(二)护理目标

(1)患者的恐惧:与焦虑减轻或消失有关。

(2)未发生潜在并发症,或发现并发症并及时治疗。

(三)护理措施

1.心理护理

对患者要给予更多的关心,针对此病的特异性及可能发生的并发症进行耐心讲解,告知患者结核是可以治愈的,其并发症也是可以避免的,增强患者的信心,减轻恐惧及焦虑,积极配合治疗。

2.预防继发细菌感染

加强局部护理,附睾结核如若形成窦道者,应保持局部清洁、干燥,及时更换敷料。遵医嘱合理使用抗生素。

3.积极应对

对生育期的患者继发不育时,应积极寻找原因,并协助医师进行治疗,争取使患者尽快恢复生育能力。

4.健康教育

健康教育包括:①按时足量、足疗程服用抗结核药物;②定期复查;③增强体质、加强营养、适当运动;④积极治疗结核。

第三节　前列腺癌

前列腺癌发病率在男性所有恶性肿瘤中位居第二。发病率有明显差异,欧洲和北美发病率最高,已成为主要危害男性健康的肿瘤。前列腺癌发病率有明显的地理和种族差异,亚洲前列腺癌发病率远低于欧美国家,但是近年来呈上升趋势。

一、病因

前列腺癌的发病原因尚不完全清楚,但已知危险因素包括年龄、种族、遗传、饮食等。其中遗传因素决定了临床前列腺癌的发生发展,其他危险因素可能影响潜伏型前列腺癌发展至临床型前列腺癌的进程。

(一)年龄

前列腺癌流行病学研究表明,年龄是最明显的危险因子,随着年龄增长,前列腺癌发病率也明显升高。新诊断患者中位年龄为 72 岁,高峰年龄为 75～79 岁。随着人类寿命的不断延长,人口结构呈老龄化趋势,男性罹患前列腺癌的可能性不断增加,死于前列腺癌的可能性也不断增大。

(二)遗传

遗传是前列腺癌发病的重要危险因素,一个一级亲属(兄弟或父亲)为前列腺癌,其本人发生前列腺癌的风险是其他人的 2～3 倍。目前,许多有关基因多态性和前列腺癌遗传易感性的研究正在进行中,将为解释前列腺癌的发生提供遗传学证据。

(三)饮食

饮食的危险因素包括高动物脂肪的食物、饮酒和低植物摄入量等。这些危险因素并不能确定为存在因果关系的病因,不过,重视这些危险因素,在降低前列腺癌的发生率上是有一定效果的。另一方面,食用大豆制品、绿茶、番茄、红葡萄酒等有可能降低前列腺癌的发病率。

(四)其他

前列腺癌发病危险因子还包括性活动和职业等社会因素。①性活动方面:首次遗精年龄越小,危险性越大;②职业方面:例如从事与镉相关职业的人,患前列腺癌的机会大。

二、病理生理

病理学诊断包括定性、分级和分期,有助于治疗方案的制订和准确的预后。

(一)组织类型

98% 的前列腺癌组织类型为腺癌,其他少见的组织类型有移行细胞癌、鳞癌、黏液腺癌、小细胞癌及导管腺癌等。

(二)病理分级

目前存在大量评估前列腺癌的组织学分级系统,最广泛应用的是 Gleason 分级系统。根据每个区腺体分化程度和肿瘤细胞的形态给予 1～5 分的 Gleason 分值,1 分组织细胞分化最好,5 分最差。两区的分值相加,形成前列腺癌组织的 Gleason 分级常数。Gleason 2～4 分属于分化良好,Gleason 5～7 分属于中等分化,Gleason 8～10 分为分化差或未分化癌(表 6-1)。

表 6-1　前列腺癌 Gleason 分级标准

级别	肿瘤边界	腺体结构	腺体排列	浸润
1 级	清	单个、分散圆形或卵圆形规则	密、背靠背	少见
2 级	欠清	同上但稍不规则	分散	可见
3 级	不清	形状大小不一,含筛状或乳头状改变	更分散,成团块边缘整齐	明显
4 级	重度不清	小且融合,排列成条索状	融合成不规则团块	极明显
5 级	重度不清或团块	少有腺体形成,有小细胞或印戒细胞,包括粉刺癌	排列成实性片状或团块状、中心坏死	极明显

(三)临床分期

前列腺癌分期对于治疗方案的选择和预后的评价都很重要。目前存在两种主要的临床分期方法:Whitmore-Jewett 法和 TNM 法,推荐应用的是美国癌症联合委员会(AJCC)2002 年修改的 TNM 法。T 分期表示原发肿瘤的情况。N 分期表示淋巴结情况。M 分期表示肿瘤远处转移的情况。

(1)T_1,①T_{1a}:偶发肿瘤体积小于所切除组织体积的 5%,直肠指检正常,PSA 正常。②T_{1b}:偶发肿瘤体积大于所切除组织体积的 5%,直肠指检正常,PSA 正常。③T_{1c}:偶发肿瘤体积大于所切除组织体积的 5%,直肠指检及经直肠超声检查正常,只是单纯 PSA 升高,穿刺活检发现肿瘤。

(2)T_2,①T_{2a}:直肠指检及经直肠超声检查能够发现肿瘤,肿瘤局限于并小于单叶的 1/2,并局限在前列腺内。②T_{2b}:直肠指检及经直肠超声检查能够发现肿瘤,肿瘤局限于并大于单叶的 1/2,但仍局限在前列腺内。③T_{2c}:肿瘤侵及两叶,但仍局限于前列腺内。

(3)T_3,①T_{3a}:肿瘤侵及并突破前列腺一叶或两叶包膜。②T_{3b}:肿瘤侵及精囊。

(4)T_4:肿瘤侵及膀胱颈、尿管括约肌、直肠、肛提肌和骨盆壁。

三、临床表现

早期前列腺癌的临床症状多呈隐匿性，一部分患者甚至是在接受前列腺电切术或开放手术中才被发现。

(一)症状

(1)排尿功能障碍症状：前列腺体积增大压迫尿道引起进行性排尿困难，表现为尿频、排尿费力、尿线变细、排尿不尽感、夜尿增多、排尿困难、充盈性尿失禁，甚至反复尿潴留。来自尿道周围腺体的前列腺癌患者可早期出现下尿路梗阻症状。当外周带前列腺患者出现排尿障碍时，预示前列腺癌已发展至晚期。

(2)转移所致症状：前列腺癌首诊时可以是转移性症状，其中以转移性骨痛最为明显，而无下尿路梗阻症状。前列腺癌向直肠方向发展时，可以压迫直肠，出现便秘、腹痛、便血或间断性腹泻等异常表现，类似直肠癌的表现。其中最常见的转移部位是盆腔内淋巴结群及全身骨骼。骨骼转移表现为持续的、剧烈的腰背髋部疼痛及坐骨神经痛，疼痛严重程度可影响预后；淋巴结转移常无明显症状；肝转移表现为肝大、黄疸、肝功能异常；肺转移表现为咳嗽、咯血、呼吸困难等。

(二)体征

早期无明显体征，直肠指检可触及前列腺结节、质硬。

四、辅助检查

(一)直肠指检

直肠指检对诊断具有重要价值，同时有助于前列腺癌的诊断和分期。需要注意前列腺的大小、形态、质地。但由于主观性强，对比性差。直肠指检对<0.5 cm的肿瘤病灶，就难以触及。所以，现在不推荐直肠指检作为前列腺癌筛查方法。

(二)PSA 检查血清

PSA 是目前诊断前列腺癌、评估各种治疗效果和预测预后的一个重要且可靠的肿瘤标志物。直肠指诊异常、影像学检查异常或有临床征象(如骨痛、骨折等)的男性应行 PSA 检查。

(三)影像学检查

(1)经直肠超声检查：超声检查是前列腺癌影像学检查的首选方法。可初步判断肿瘤的大小。但需注意经直肠超声检查诊断前列腺癌特异性较低,前列腺低回声病灶需与其他疾病鉴别。

（2）计算机体层显像和磁共振成像:计算机体层显像和磁共振成像对前列腺内癌灶的诊断率均不高,主要用于临床分期,了解邻近组。与器官有无肿瘤侵及及盆腔内有无肿大淋巴结有关。

（3）正电子发射断层扫描:放射性核素骨扫描是一种无创伤性检查,可以发现前列腺癌患者的骨转移癌灶。敏感性较高但特异性较差。

（4）放射免疫显像:放射免疫显像是以抗肿瘤抗体为载体,以放射性核素为"弹头",对肿瘤原发病灶和（或）转移病灶进行显像的技术。

（四）经直肠前列腺穿刺活检

现在基本不采用经直肠前列腺随意穿刺活检,而是在经直肠超声检查引导下,不仅对明确或可疑病灶进行穿刺,还对前列腺进行分区,以便系统穿刺。检出率受前列腺体积、年龄等影响。

五、治疗原则

前列腺癌治疗方法繁多,具体选用单一治疗还是联合治疗,应根据前列腺癌发展不同阶段来制定个体化治疗方案,同时兼顾患者年龄、全身状况、经济条件、生存意愿等。

（一）局限性前列腺癌治疗方法

（1）保守治疗:积极监测和观察等待。延期治疗一般用于预期寿命短于10年（Gleason 评分 2～5 分）的前列腺癌患者。

（2）根治性前列腺切除术:是治愈局限性前列腺癌（T_1、T_2期）最有效的方法之一,还可以更加准确地进行肿瘤分期,有利于肿瘤的进一步治疗和随访。

（3）放射治疗:采用伽马射线（通常是质子射线）聚焦在前列腺及周围的组织,达到杀灭肿瘤的目的。

（二）进展期及转移性前列腺癌的治疗

（1）激素治疗:正常或癌变的前列腺上皮细胞需在雄激素刺激下生长和增殖。T_3、T_4期及转移性前列腺癌以激素治疗为主。

（2）根治性前列腺切除术:根治性手术在 T_{3a}期前列腺癌治疗中占有重要地位。术前或术后辅以激素治疗或放射治疗。

（3）放射治疗和化学治疗:放射治疗是局部进展期前列腺癌患者的根治性治

疗手段。转移性前列腺癌行姑息性放射治疗,也可延长生存时间,提高生活质量。前列腺癌晚期对雄激素治疗不敏感的去势抵抗前列腺癌(castration resistant prostate caner,CRPC),而化学治疗是 CRPC 的重要治疗手段。

六、临床护理

(一)护理诊断/问题

(1)营养失调:低于机体需要量,与癌肿消耗,手术创伤,早期骨转移有关。

(2)舒适度改变:与手术活动受限有关。

(3)睡眠型态紊乱:与尿频、尿失禁、疼痛有关。

(4)自我形象紊乱:与手术治疗、尿失禁有关。

(5)恐惧与焦虑:与对癌症的恐惧、害怕手术等有关。

(6)潜在并发症:出血、感染等。

(二)护理目标

(1)经治疗后肿瘤进展控制,消耗减少,营养状态好转。

(2)患者主诉不适感减轻,舒适度增加。

(3)患者睡眠得到改善。

(4)患者对自我形象有健康、正确的认识。

(5)患者恐惧与焦虑减轻或消除。

(6)如出血、感染未发生或得到及时发现和有效控制。

(四)护理措施

1.改善营养

前列腺癌早期无症状,患者有症状就医时多属中晚期,且多有不同程度的机体消耗。所以应告知患者多食高蛋白、高维生素、适当热量、低脂、易消化、少渣的食物。必要时给予肠内、外营养支持。

2.心理护理

多与患者沟通,解释病情,帮患者树立战胜疾病的信心。前列腺癌恶性程度属中等,经有效治疗后疗效尚可,5 年生存率较高。针对个体化情况进行个体化的辅导,鼓励患者表达自身感受。

3.并发症的预防及护理

(1)出血的护理:根治手术后有继发出血的可能,严密监测生命体征,若 2 个小时量超过引出 100 mL 以上或 24 小时>500 mL,提示继发出血,应立即通知医师处理。

（2）预防感染的护理：加强各项基础护理措施，保持切口清洁，若体温升高发现感染迹象时及时通知医师处理。

（五）健康教育

1.康复指导

根据体力适当锻炼，加强营养，保持情绪稳定。避免高脂肪的食物，特别是进食动物脂肪、红色肉类是前列腺癌的危险因素。适当补充维生素 D、维生素 E、豆类、谷物、蔬菜、水果对预防本病有一定作用。

2.用药指导

雌激素、雌二醇氮芥、放射治疗对抑制前列腺癌的进展有作用，但也有较严重的不良反应，故用药期间应严密观察。

3.定期随诊复查

定期检测 PSA 可作为判断预后的重要指标。遵医嘱完成放射治疗、化学治疗等后续治疗。若有骨痛，应即查骨扫描，确定有骨转移者可加用放射治疗。

第四节　膀　胱　肿　瘤

膀胱肿瘤是泌尿系统最常见的肿瘤，绝大多数来自上皮组织，发病年龄多在 $50\sim70$ 岁，发病率城市高于农村，男性高于女性，约为 $4:1$。

一、病因

膀胱癌的发病是一个多因素混合、多基因参与、多步骤形成的过程。下列是与发病相关的危险因素。

（一）致癌物质职业接触

如从事与芳香胺、染料、橡胶、印刷、皮革、油漆等相关的工作，发生膀胱癌的危险性显著增加。对致癌物质的易感性个体差异极大。

（二）吸烟

吸烟是目前明确的致癌因素，约 1/3 膀胱癌与吸烟有关。吸烟者患膀胱癌的危险性是不吸烟者的 $2\sim4$ 倍。致癌可能与香烟中含有多种芳香胺的衍生物致癌物质有关,发病率与吸烟数量、持续时间和吸入程度有关,并无性别差异。

(三)其他

如长期饮咖啡、服用大量镇痛药,盆腔放射治疗,膀胱慢性感染与异物长期刺激等,均可能为膀胱癌的病因或诱因。

研究资料显示,异常基因型的积累加上外在环境的作用最终导致恶性表型的出现。

二、病理

与肿瘤组织类型、细胞分化程度、生长方式和浸润深度有关,其中细胞分化程度和浸润对预后影响最大。

(一)组织类型

膀胱癌包括尿路上皮细胞癌(移行细胞癌)、鳞状细胞癌和腺细胞癌,其次还有较少见的转移癌等。其中尿路上皮移行细胞乳头状癌超过 90%,鳞状细胞癌占 3%～7%。腺状细胞癌＜2%。1%～5% 为非上皮性肿瘤,多数为横纹肌肉瘤,可发生于任何年龄的患者但多数为儿童。

(二)膀胱癌的分级

2004 年世界卫生组织将膀胱等尿路上皮肿瘤分为乳头状瘤、乳头状低度恶性倾向的尿路上皮肿瘤、低级别乳头状尿路上皮癌和高级别乳头状尿路上皮癌。该分类法中肿瘤的分类主要基于光镜下的显微组织特征,相关形态特征的细胞类型和组织构型。

(三)膀胱癌的分期

膀胱癌的分期指肿瘤浸润深度及转移情况。病理分期同临床分期,是判断膀胱肿瘤预后的最有价值的参数。目前常采用国际抗癌联盟的 2010 年第 7 版 TNM 分期法(图 6-1)。

三、临床表现

(一)症状

(1)血尿:是膀胱癌最常见和最早出现的症状。约 85% 的患者表现为间歇性肉眼无痛血尿,有时可仅为显微镜下血尿。血尿多为全程血尿,也可表现为初始或终末血尿,可自行减轻或停止,易给患者造成好转的错觉而错过治疗时机。血尿程度与肿瘤大小、数目、恶性程度可不完全一致,非上皮肿瘤血尿情况一般不是很明显。严重时伴有血凝块,可阻塞尿道内口引起尿潴留。

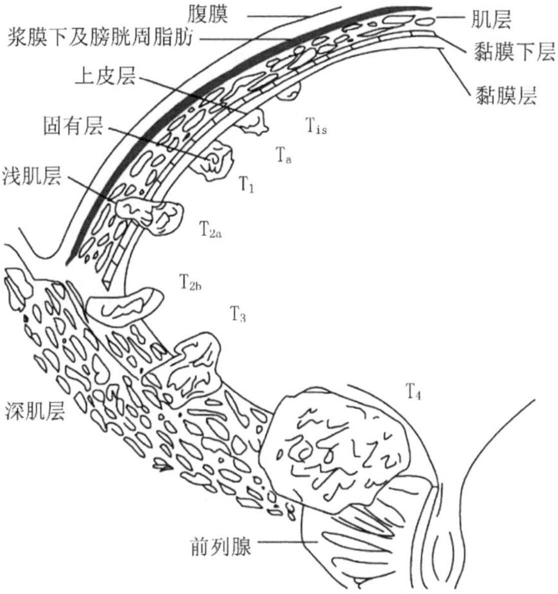

图 6-1　膀胱肿瘤分期

（2）膀胱刺激症状:肿瘤坏死、溃疡、合并炎症以及形成感染时,患者可出现尿频、尿急、尿痛,多为膀胱肿瘤的晚期表现。

（3）梗阻症状:肿瘤进展引起输尿管梗阻可导致肾积水及腰肋部疼痛。

（4）其他:骨转移患者有骨痛,腹膜后转移或肾积水患者可出现腰痛。晚期膀胱肿瘤患者有贫血、水肿、下腹部肿块等症状,盆腔淋包结转移可引起腰骶部疼痛和下肢水肿。

(二)体征

多数无明显体征。膀胱癌患者触及盆腔包块多是局部进展性肿瘤的证据。发生肝或淋巴结转移时,可扪及肿大的肝或锁骨上淋巴结。

四、辅助检查

(一)实验室检查

尿检中可见血尿或脓尿,故尿细胞学检查可作为血尿的初步筛选。血常规见血红蛋白值和血细胞比容下降。

(二)影像学检查

（1）超声检查:简单易行,可作为患者的最初筛选,且检出率较高。超声检查能在膀胱适度充盈下清晰显示肿瘤的部位、数目、大小、形态及基底宽窄等情况。

（2）计算机体层显像和磁共振成像：多用于浸润性癌，计算机体层显像能清晰地显示 1 cm 以上的膀胱肿瘤，磁共振成像诊断原则与计算机体层显像相同。不过磁共振成像更有助于肿瘤分期的诊断。尿细胞学检查是膀胱癌的重要检测手段。对于高危人群的筛选有较大的意义。为了防止瘤细胞的自溶漏诊及增加阳性率，一般连续检查 3 天的尿液，留取尿液标本后应及时送检。

（3）尿液脱落细胞检查：膀胱镜检查对诊断具有决定性意义，可以直接观察到肿瘤所在部位、大小、数目、形态、位置等。

五、治疗原则

以手术治疗为主。根据肿瘤的临床分析、病理并结合患者全身状况，选择合适的手术方式。

（一）手术治疗

（1）经尿道膀胱肿瘤切除术：是非肌层浸润性膀胱癌的重要诊断方法，同时也是主要的治疗手段。

（2）膀胱部分切除术：适用于肿瘤比较局限、呈浸润性生长，病灶位于膀胱侧后壁、顶部等，离膀胱三角区有一定距离的情况。

（3）根治性膀胱切除术＋行盆腔淋巴结清扫术：用于肌层浸润性膀胱癌的治疗，包括根治性放射治疗、辅助性放射治疗、姑息性放射治疗。根据患者不同的情况作出选择。

（二）放射治疗

10％～15％的肌层浸润性膀胱癌患者在确诊时已出现转移。术前主要目的是控制局部病变，降低手术难度和消除微转移灶，提高手术远期生存率。也可术后进行辅助化学治疗。

（三）化学治疗

对于身体条件不能耐受根治性膀胱切除术，或不愿接受根治性膀胱切除术的浸润性膀胱癌患者，可以考虑行保留膀胱的综合治疗，包括单纯经尿道电切手术、经尿道电切手术联合化学治疗、经尿道电切手术联合放射治疗、联合放射治疗和化学治疗。

六、临床护理

(一)评估要点

健康史家族遗传史:包括有无诱发肿瘤的原因,发病时间的初步判断,影响生存质量等。

1.术前评估

(1)基本情况:患者的年龄、性别、婚姻和职业等。患者是否有吸烟史。职业是否为长期接触联苯胺及β萘胺的橡胶行业。疾病的临床表现如排尿是否疼痛,为间歇性还是持续性血尿,有无血块等。以往是否有过血尿史、手术创伤史。

(2)身体状况:患者营养情况,重要脏器功能状况,有无转移的表现及恶病质。患者及家属对病情、拟采取的手术方式、排尿态改变的认知程度,可能出现的并发症以及患者家庭经济承受能力。

(3)心理和社会支持状况。

2.术后评估

有无盆腔脓肿、尿瘘、直肠损伤、肠瘘、肠梗阻、术后感染等并发症。

(二)护理诊断/问题

(1)恐惧与焦虑:与对癌症的恐惧、预后缺乏信心有关。

(2)舒适度改变:与手术留置导尿管、膀胱冲洗等有关。与膀胱全切除尿流改道、造瘘口或引流装置的存在,不能主动排尿有关。

(3)自我形象紊乱。

(4)潜在并发症:出血、感染。

(三)护理目标

(1)患者恐惧与焦虑减轻或消失,能积极配合治疗。

(2)患者不适症状减轻,舒适感增加。

(3)患者能接受自我形象改变的现实。

(4)患者未发生出血及感染。

(四)护理措施

1.心理护理

减轻患者恐惧与焦虑。对担心手术预后的患者,护士要主动向其解释病情,以消除其恐惧心理。膀胱癌属中等恶性的肿瘤,及时手术治疗的疗效好,5年生存率非常高。鼓励患者家属和朋友给予患者关心和支持。

2.帮助患者接受自我形象改变

(1)解释尿流改道的必要性:告知患者尿流改道是膀胱癌治疗的一部分,通过护理和训练,不影响术后生活质量。

(2)造口的护理:保证造瘘处清洁,敷料渗湿后及时更换。管路保持通畅,在回肠内留置导尿管者,需经常冲洗,防止黏液堵塞。

(3)原位排尿新膀胱的护理:术后 3 周内定期冲洗留置导尿管,防止黏液堵塞。拔除导尿管前训练新膀胱,待容量达 300 mL 以上便可以拔管。告知患者做肛门括约肌功能锻炼,有利于早日恢复控尿功能。

(4)集尿袋护理:指导患者自行定期更换集尿袋。

3.并发症的预防与护理

(1)出血:膀胱全切手术创伤大,术后可发生出血。需密切观察血压、脉搏、引流物性状,若血压下降、脉搏加快、引流管内引出鲜血,每小时超过 100 mL 且易凝固,提示有出血,应及时通知医师处理。

(2)预防感染:观察体温变化情况;加强基础护理,保持切口清洁,敷料渗湿应及时更换;保持引流管引流通畅及牢靠的固定。应用广谱抗菌类药物预防感染。如有体温升高,引物为脓性并有切口疼痛,多提示有感染,应尽快通知医师处理。

(五)健康教育

1.康复指导

适当锻炼,加强营养,多食清淡易消化食物。多饮水,保持尿量在 200～300 mL,禁止吸烟,避免接触联苯胺类致癌物质,降低癌症复发风险。

2.术后坚持膀胱灌注化学治疗

定期膀胱灌注治疗,无论肿瘤是否有复发都需终身灌注。若有肿瘤复发,立即再次手术治疗,1 年后若无肿瘤复发,可将膀胱灌注间隔时间延长至 2 个月,终身灌注,每 2～3 年复查膀胱镜。膀胱灌注药物后需将药物保留在膀胱内 2 小时,每半小时变换体位,俯、仰、左、右侧卧位各半小时。

3.定期复查

定期门诊复查,主要是全身系统检查,以便及时发现转移及复发征象。

4.自我护理

尿流改道术后腹部佩戴接尿器者,应学会自我护理。保持清洁,定期更换尿袋。定期用生理盐水及开水冲洗集尿袋,清除黏液及沉淀物。

第五节　肾　肿　瘤

肾肿瘤是泌尿系统常见的肿瘤之一,多为恶性,且发病率正逐年上升。在临床上常见的恶性肿瘤肾细胞癌是起源于肾实质泌尿小管上皮系统的恶性肿瘤,又称肾腺癌,简称为肾癌。肾细胞癌在成人恶性肿瘤中占 $2\%\sim3\%$,占肾恶性肿瘤的 85% 左右,各国或各地区发病率不同,发达国家高于发展中国家,城市地区高于农村地区。男性肾细胞癌发病率是女性的两倍。任何年龄都可能发病,但高峰期在 60 岁左右。肾盂癌较少见。肾母细胞瘤是小儿最常见的恶性实体肿瘤。

一、病因

引起肾癌的病因至今尚未明确,其病因可能与以下因素有关。

(一)职业因素

长期接触金属铬和铅的工人,从事石棉、皮革相关工作的人群患病危险性会增加。

(二)吸烟

吸烟导致肾癌的发病机制并不十分明确,但国外已经有前瞻性的研究证明吸烟人群的肾癌发病率会有所上升,升高 50% 左右。亚硝基复合物可能起到一定作用。

(三)肥胖

越来越多的流行病学研究的证据都趋向肥胖是肾癌的危险因素,机制可能与某些激素水平升高有关。

(四)其他危险因素

与高血压、饮食、遗传因素、免疫功能障碍有关。有文献报道,在饮食方面多食蔬菜可降低肾癌发病风险。

二、病理生理

绝大多数肾癌多发于一侧肾,常为单个肿瘤, $10\%\sim20\%$ 为多发病灶。双侧先后或同时发病者占 2% 左右。瘤体多数为类似圆形的实性肿瘤,肿瘤的大小不等,平均为 7 cm 多见,与周围肾组织相隔。肾癌的组织病理多种多样,透明细胞癌是其主要构成部分,占肾癌 89%,主要由肾小管上皮细胞发生。

三、分类

1977 年美国癌症联合委员会(American Joint Committee on Cancer,AJCC)依据术前影像学和(或)术后病理学将 T(tumor)、N(lymph nodes)、M(metastasis)3 个方面的评价结果对恶性肿瘤进行 TNM 分期(表 6-2)。

表 6-2　2010 年 AJCC 肾癌的 TNM 分期

分期	标准
原发肿瘤(T)	
T_x	原发肿瘤无法评估
T_0	未发现原发肿瘤的证据
T_1	肿瘤局限在肾内,最大径≤7 cm T_{1a}:肿瘤局限于肾内,肿瘤最大径≤4 cm T_{1b}:肿瘤局限于肾内,肿瘤最大径>4 cm 但≤7 cm
T_2	肿瘤局限于肾内,肿瘤最大径>7 cm T_{2a}:肿瘤最大径>7 cm 但≤10 cm T_{2b}:肿瘤局限于肾内,肿瘤最大径>10 cm
T_3	肿瘤侵及主要静脉、肾上腺、肾周围组织,但未超过肾周筋膜 T_{3a}:肿瘤侵及肾上腺、肾周围脂肪组织和(或)肾窦脂肪组织,但未超过肾周筋膜 T_{3b}:肉眼见肿瘤侵入肾静脉或肾静脉段分支(含肌层)或膈下下腔静脉 T_{3c}:肉眼见肿瘤侵入膈上下腔静脉或侵及腔静脉壁
T_4	肿瘤浸润超过肾周筋膜
区域淋巴结(N)	
N_x	区域淋巴结转移无法成功
N_0	无区域淋巴结转移
N_1	单个区域淋巴结转移
远处转移(M)	
M_0	无远处转移
M_1	有远处转移

四、临床表现

有 30%~50% 的肾癌患者缺乏早期临床表现,大多在健康体检或其他疾病检查时被发现。常见的临床表现如下。

（一）"肾癌三联症"

典型的临床症状是腹部肿块、腰痛和血尿，由于早期肾癌检出率增多，临床这些症状只在少数患者中出现。间歇无痛肉眼血尿为常见症状，大约50％的患者都会发生。血尿通常为肉眼血尿，偶尔为镜下血尿。出现血尿表明肿瘤已侵入肾盏、肾盂。疼痛常为腰部钝痛或隐痛，多由于肿瘤生长牵张肾包膜或侵及腰肌，邻近器官所致，血块通过输尿管时可发生肾绞痛。肿瘤较大时在腹部或腰部易被触及。

（二）副瘤综合征

10％～40％的有症状肾癌患者会出现副瘤综合征，表现为发热、高血压、血沉增快等。发热可能因肿瘤坏死、出血、毒性物质吸收引起，高血压可能因瘤体内动-静脉瘘或肿瘤压迫动脉及其分支，肾素分泌过多所致。20％的肾癌患者可出现副瘤综合征，容易与其他全身性疾病症状相混淆，应注意鉴别。

（三）转移症状

约有30％的患者因转移症状，如病理骨折、咳嗽、咯血、神经麻痹及转移部位出现疼痛等初次就诊，40％～50％的患者在初次诊断后出现远处转移。

五、辅助检查

肾癌的临床诊断主要依靠影像学检查，胸部X线片和腹部计算机体层显像、磁共振成像是治疗前临床分期的主要依据。

（一）实验室检查

实验室检查包括血、尿、便常规检查和病毒指标、血生化及血液肿瘤标志物检查，目前尚没有公认的、可用于肾癌诊断、鉴别诊断及预后判断的肿瘤标志物。

（二）影像学检查

（1）X线检查：为肾癌患者的常规检查项目，尿路平片可见肾外形增大，偶然可见肿瘤散在钙化。胸部X线片是术前临床分期的主要依据之一（图6-2）。

（2）B超检查：超声检查经济、简便、普及率高，是首选的筛查方法。也是诊断肾肿瘤最常用的检查方法。B超也可判断恶性的指征，但部分恶性肿瘤肾细胞癌需借助计算机体层显像和磁共振成像进行鉴别诊断。

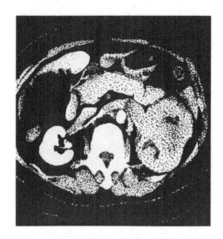

图 6-2　左肾癌及其肾盂造影

（3）磁共振成像：灵敏度与计算机体层显像相似，磁共振成像对肾肿瘤分期的准确性略优于计算机体层显像，特别在静脉瘤栓大小、范围以及脑转移的判定方面磁共振成像优于计算机体层显像，在压脂序列中可以观察到少血供肿瘤。

（4）计算机体层显像：具有密度及空间分辨率高的特点，对肾脏肿块的检出率近 100％，肿瘤诊断正确率达 95％以上。

（三）组织学检查

在非肿瘤性肾病中肾穿刺活检已成为常规检测手段。但由于计算机体层显像和磁共振成像诊断肾肿瘤的准确性高达 95％以上，而肾穿刺活检有 15％假阴性率及 2.5％假阳性率，可能出现并发症对影像学诊断难以判定性质的小肾肿瘤患者，可以选择行保留肾单位手术或定期（1～3 个月）随诊检查，不推荐对能够进行保留肾单位手术的肾肿瘤患者行术前穿刺检查。同时对具有较高的特异性和敏感性，但对准备进行手术的患者一般也不推荐穿刺活检。对不能手术治疗，需系统治疗或其他治疗的晚期肾肿瘤患者，治疗前为明确诊断，可选择肾穿刺活检获取病理诊断。

六、治疗原则

（一）局限性肾癌

外科手术是局限性肾癌治疗的首选方法。

（1）根治性肾切除术：是肾癌最主要的治疗方法。根治性切除范围包括肾周筋膜、肾周脂肪、患肾、区域淋巴结及髂血管分叉以上的输尿管。

（2）保留肾单位手术：肾癌发生于解剖性或功能性的孤立肾，根治性肾切除术将会导致肾功能不全或尿毒症的患者，也可以选择保留肾单位手术。

（二）局部进展性肾癌

首选治疗方法为根治性肾切除术。对转移的淋巴结或血管瘤栓应根据病变程度、患者身体状况等选择是否进行切除。术后尚无标准辅助治疗方案。

（三）转移性肾癌

一般采用综合治疗。应用生物制剂，白细胞介素等免疫治疗对预防和治疗转移癌有一定疗效。肾癌具有多药物耐药基因，对放射治疗及化学治疗不敏感。

七、临床护理

（一）评估要点

1.术前评估

健康史及相关因素：包括家族相关疾病遗传史，了解肾癌的发生时间，有无对生活质量的影响，发病特点。

（1）一般情况：年龄、性别、婚姻和职业等。

（2）发病特点：患者血尿程度，有无排尿形态改变和经常性腰部疼痛。

（3）相关因素：患者是否吸烟，吸烟的频率及数量。患者是否有饮咖啡的习惯、患者以前长期服用哪些药物等。

2.术后评估

是否有尿瘘、腹腔内脏器损伤、继发出血、感染等并发症发生。

（二）护理诊断/问题

（1）营养失调：低于机体需要量，与长期血尿、癌肿消耗、手术创伤有关。

（2）恐惧与焦虑：与对癌症和手术的恐惧有关。

（3）疼痛：与疾病本身、手术创伤有关。

（4）知识缺乏：缺乏疾病相关知识。

（5）潜在并发症：出血、感染。

（三）护理目标

（1）患者营养失调得到纠正或改善。

（2）患者恐惧与焦虑程度减轻或消失。

（3）患者疼痛缓解或消失。

（4）患者了解疾病相关知识。

（5）并发症得到有效预防或发生后得到及时发现和处理。

（四）护理措施

1.改善患者的营养状况

（1）饮食：指导胃肠道功能健全的患者尽量选择高蛋白、高热量、高纤维素、低脂、易消化、少渣的食物，改善就餐环境，以促进患者食欲。

（2）营养支持：对胃肠功能障碍者，可以通过静脉途径给予营养。

2.心理护理

（1）疏导患者减轻其内在压力：对担心得不到及时有效诊治的患者，护理人员要主动关心患者，倾听患者诉说，告知手术治疗的必要性和可行性，稳定患者情绪，鼓励患者表达自身感受。

（2）担心术后恢复的患者：应加强术前各项护理措施的落实，让患者体会到术前的充分准备，树立战胜疾病的信心。亦可通过已手术患者的进行现身说法，消除患者的恐惧心理。争取患者的积极配合。

3.并发症的预防和护理

（1）预防术后出血：密切观察病情，定时监测生命体征。观察引流管引流物状况，若患者术后引流量较多，色鲜红且很快凝固，同时伴血压下降、脉搏增快，常提示有出血，应立即通知医师处理。

（2）预防感染：监测体温变化情况，保持伤口干燥，严格无菌操作。若体温升高或伤口出现红、肿、热、痛，有脓性分泌物应及时告知医师。遵医嘱应用抗菌类药物，防止感染的发生。

（五）健康教育

1.康复指导

保证充分的休息，适度身体锻炼，循序渐进运动，加强营养，饮食以清淡优质蛋白为主，增强体质。

2.用药指导

定时、规律用药。由于肾癌对放射治疗、化学治疗均不敏感，生物素治疗可能是此类患者康复期的主要方法。在用药期间，患者若出现不良反应如低热、乏力等，应及时就医，在医师指导下用药。

3.定期复查

本病的近、远期复发率均较高,患者需定期复查,术后 1 个月门诊随访,以后 3 个月复查一次,遵医嘱行后续治疗。

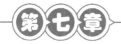

骨科护理

第一节 脊髓损伤

脊髓损伤是脊柱骨折脱位最严重的并发症,发生率很高,常发生于颈椎下部和胸腰段。脊髓损伤的高危人群包括摩托车赛手、酗酒和吸毒者、跳水者和足球运动员、警察、司机和军事人员。

一、病理生理

(一)脊髓震荡

脊髓受到强烈震荡后而发生超限抑制,脊髓功能处于生理停滞状态。脊髓神经细胞结构正常,无形态学改变。

(二)不完全性脊髓损伤

伤后 3 小时灰质内出血较少,白质无改变;伤后 6～10 小时,出血扩大,神经组织水肿,24～48 小时以后逐渐消退。由于不完全脊髓损伤程度有轻、重差别,轻者仅有中心小坏死灶,保留大部分神经纤维;重者脊髓中心可出现坏死软化灶,并由胶质或瘢痕代替,只保留小部分神经纤维。

(三)完全性脊髓损伤

伤后 3 小时脊髓灰质内多灶性出血,白质尚正常;伤后 6 小时灰质内出血增多,白质水肿;12 小时后白质内出现出血灶,神经轴索开始退行性变,灰质内神经细胞退行性变坏死;24 小时灰质中心出现坏死,白质中多处轴索退行性变;48 小时灰质中心软化,白质退行性变。总之,完全性脊髓损伤,脊髓内的病变呈进行性加重,从中心出血至全脊髓出血,从中心坏死到大范围脊髓坏死,可长达

2～3 cm。晚期脊髓为胶质组织代替。

二、临床表现

(一)脊髓震荡

临床上表现为损伤平面以下感觉、运动及反射完全消失或大部分消失,一般经过数小时至数天,感觉和运动开始恢复,不留任何神经系统后遗症。

(二)不完全性脊髓损伤

损伤平面以下保留部分感觉和运动功能,包括以下 4 种类型。

(1)前脊髓综合征:颈脊髓前方受压严重,有时可引起脊髓前中央动脉闭塞,出现四肢瘫痪,下肢瘫痪重于上肢瘫痪,但下肢和会阴部仍保持位置觉和深感觉,有时还保留有浅感觉。此型损伤的预后最差。

(2)后脊髓综合征:脊髓受损平面以下运动功能和痛温觉、触觉存在,但深感觉全部或部分消失。

(3)脊髓中央管周围综合征:多数发生于颈椎过伸性损伤,表现为损伤平面以下的四肢瘫,上肢重于下肢,没有感觉分离。

(4)脊髓半切综合征:损伤平面以下同侧肢体的运动和深感觉消失,对侧肢体的痛觉和温觉消失。

(三)完全性脊髓损伤

脊髓实质完全性横贯性损害,损伤平面以下的最低位骶段感觉、运动功能完全丧失,包括肛门周围的感觉和肛门括约肌的收缩运动丧失,称为脊髓休克期。2～4 周后逐渐演变为痉挛性瘫痪,表现为肌张力升高,腱反射亢进,并出现病理性锥体束征。胸段脊髓损伤表现为截瘫,颈段脊髓损伤表现为四肢瘫。

(四)脊髓圆锥损伤

第 1 腰椎骨折可造成脊髓圆锥损伤。表现为会阴部皮肤鞍状感觉缺失,括约肌功能丧失,大小便不能控制,性功能障碍。两下肢的感觉、运动正常。

(五)马尾神经损伤

第 2 腰椎以下骨折脱位可引起马尾神经损伤,表现为受伤平面以下弛缓性瘫痪,感觉和运动障碍,括约肌功能丧失,腱反射消失。

三、并发症

(一)呼吸衰竭与呼吸道感染

这是脊髓损伤的严重并发症。人体有胸式呼吸与腹式呼吸两组肌肉。胸式呼吸由肋间神经支配的肋间肌管理,而腹式呼吸则来自膈肌的收缩。膈神经由$C_{3\sim5}$组成,C_4是主要成分。颈髓损伤后,肋间肌完全麻痹,因此伤者能否生存,很大程度上取决于腹式呼吸是否存在。$C_{1,2}$的损伤往往是伤者在现场即已死亡,$C_{3,4}$的损伤会影响到膈神经的中枢,也常于早期因呼吸衰竭而死亡,即使是$C_{4,5}$以下的损伤,也会因伤后脊髓水肿的蔓延,波及中枢而产生呼吸功能障碍,只有下颈椎损伤才能保住腹式呼吸。由于呼吸肌力量不足,呼吸非常费力,使呼吸道的阻力相应增加,呼吸道的分泌物不易排出,久卧者又容易产生坠积性肺炎。一般在1周内便可发生呼吸道感染,吸烟者更是提前发生,其结果是伤者因呼吸道感染难以控制或痰液堵塞气管窒息而死亡。

(二)泌尿生殖道的感染与结石

由于括约肌功能的丧失,伤员因尿潴留而需长期留置导尿管,容易发生泌尿道的感染与结石,男性患者还会发生副睾丸炎。

(三)压疮

截瘫患者长期卧床,皮肤感觉丧失,骨隆突部位的皮肤长时间受压于床褥与骨隆突之间而发生神经营养性改变,皮肤出现坏死,形成压疮。压疮最常发生的部位为骶部、股骨大转子、髂嵴和足跟等处。

(四)体温失调

颈脊髓损伤后,自主神经系统功能紊乱,受伤平面以下皮肤不能出汗,对气温的变化丧失了调节和适应能力,常易产生高热,可达40 ℃以上。

四、辅助检查

X线平片和计算机体层显像为脊髓损伤最常规的影像学检查手段,可发现损伤部位的脊柱骨折或脱位。磁共振成像可观察到脊髓损害变化。磁共振成像不仅可了解脊髓受压程度,还可观察脊髓信号强度、脊髓信号改变的范围和脊髓萎缩情况等。

五、治疗要点

(一)非手术治疗

伤后6小时内是关键时期,24小时为急性期,应抓紧时机尽早治疗。

(1)保持气道通畅和有效通气:必要时行气管插管或切开,机械辅助呼吸。

(2)输液或输血:建立静脉通道,输液或输血,保持有效循环血量。

(3)药物治疗:甲泼尼龙冲击疗法,减轻脊髓水肿和继发性损伤。

（4）留置导尿管：防止膀胱过度膨胀或破裂。

（5）胃肠减压：有麻痹性肠梗阻的患者，可留置胃管并行胃肠减压。

（6）固定和局部制动：颈椎骨折和脱位较轻者，用枕颌吊带卧位牵引复位；明显压缩移位者，做持续颅骨牵引复位。牵引重量3～5 kg，复位后用头颈胸石膏固定3个月，保持中立位或仰伸位，可用沙袋固定颈部，防止颈部侧旋。胸腰椎复位后用石膏背心、腰围或支具固定。胸腰椎骨折和脱位，单纯压缩骨折椎体压缩不超过1/3，可仰卧于木板床，在骨折部位加枕垫，使脊柱过伸。

（二）手术治疗

目的在于尽早解除对脊髓的压迫和稳定脊柱。手术方式和途径需视骨折的类型和受压部位而定。手术指征：①脊柱骨折、脱位有关节交锁者。②脊柱骨折复位后不满意或仍有不稳定因素存在者。③影像显示有碎骨片突至椎管内压迫脊髓者。④截瘫平面不断上升，提示椎管内有活动性出血者。

六、护理措施

（一）保持有效的气体交换，防止呼吸骤停

（1）加强观察和保持气道通畅：脊髓损伤的48小时内因脊髓水肿可造成呼吸抑制。需密切观察患者的呼吸情况，做好抢救准备。无自主呼吸或呼吸微弱的患者，应立即行气管插管或气管切开术，用呼吸机维持呼吸。

（2）吸氧：给予氧气吸入，根据血气分析结果调整给氧浓度和持续时间，改善机体的缺氧状态。

（3）减轻脊髓水肿：根据医嘱应用地塞米松等激素治疗，以减轻脊髓水肿。

（4）加强呼吸道管理：预防因气道分泌物阻塞而并发坠积性肺炎及肺不张。①翻身叩背：每2小时帮助患者翻身、叩背1次，促进痰液的松动与排出。②辅助咳嗽排痰：指导患者做深呼吸和用力咳嗽，促进肺膨胀和排痰。护士将两手放在患者上腹部两侧肋缘下，嘱患者深吸气，在其呼气时向上推，以加强膈肌向上反弹的力量，促使咳嗽及排痰。③吸痰：患者不能自行咳嗽或排痰或有肺不张时，用吸痰管插入气管吸出分泌物，必要时协助医师通过气管镜吸痰。④雾化吸入：根据医嘱进行雾化吸入以促进分泌物的稀释和排出。

（5）深呼吸锻炼：指导患者练习深呼吸，防止呼吸活动受限引起的肺部并发症。每2～4小时用呼吸训练器进行呼吸锻炼1次。

（6）气管插管或切开护理。①保持气道通畅：及时吸出气道内的分泌物，定期消毒更换内管和检查气囊。②妥善固定气管插管或套管：经常检查气管插管

或套管有无滑出。③避免气道干燥:导气管口用双层湿纱布覆盖,定时做湿化护理。

(二)维持正常体温

颈髓损伤者对环境温度的变化丧失调节和适应能力,常产生高热或低热,可达 40 ℃以上或 35 ℃以下。

(1)降低体温:对高热患者,使用物理方法降温,如乙醇或温水擦浴、冰袋、冰水灌肠等。同时调节室温勿过高,在夏季采取通风和降温措施。

(2)保暖:对低温及采用物理降温措施的患者,注意保暖并避免烫伤。

(三)尿潴留患者的护理

(1)留置或间歇导尿:观察膀胱有无涨满,防止尿液逆流或膀胱破裂。截瘫早期可给予留置导尿管,持续引流尿液并记录尿量,2～3 周后改为定时开放,每4～6 小时开放 1 次,以预防泌尿系统感染和膀胱萎缩。也可白天每 4 小时导尿1 次,晚间每 6 小时 1 次。

(2)人工排尿:3 周后拔出留置导尿管,进行人工排尿。方法为当膀胱胀满时,操作者用右手由外向内按摩患者的下腹部,待膀胱缩成球状,紧按膀胱底向前下方挤压,在膀胱排尿后用左手按在右手背上加压,待尿不再流出时,可松手再加压 1 次,将尿排尽。同时训练膀胱的反射排尿动作或自律性收缩功能。注意不可用力过猛,防止膀胱破裂。

(3)预防泌尿道感染。①鼓励患者多饮水:每天 2 000～4 000 mL,以稀释尿液,预防泌尿道感染和结石。准确记录 24 小时出入液体量,以评价液体平衡。②定期做尿培养:每周做 1 次尿培养,以及时发现感染。③会阴部和膀胱护理:每天冲洗膀胱 1～2 次,以冲出膀胱内积存的沉渣。每天清洁会阴部 2～4 次,每周更换 1 次导尿管。④应用抗生素:患者一旦发生感染,按医嘱应用抗生素。

(四)预防便秘

脊髓损伤后 72 小时内患者易发生麻痹性肠梗阻或腹胀。①观察:观察患者有无腹胀、肠鸣音降低或丧失等麻痹性肠梗阻的表现。由于胃肠动力降低,患者可出现便秘、粪块嵌塞及大便失禁,故还应观察患者每天大便的性状、量、颜色和排便时间。②饮食:鼓励患者多食富含膳食纤维的食物,新鲜的水果和蔬菜,多饮水,以利大便通畅。③训练排便:指导或协助患者在餐后 30 分钟做腹部按摩,从右到左,沿结肠走行的方向,以刺激肠蠕动。④药物通便:顽固性便秘的患者,可根据医嘱给予灌肠或缓泻剂。

(五)心理护理

由于脊柱和脊髓损伤,患者常出现紧张、焦虑、恐惧、多疑、担忧和绝望等心理改变,缺乏自信心。护士应帮助患者掌握正确的应对机制,提高患者的自我保护能力。可让患者和家属参与护理计划的制订,重要的是家庭成员和医护人员相信并认真倾听患者诉说。帮助患者建立有效的支持系统,包括家庭成员、亲属、朋友、医护人员和同事等。

(六)皮肤护理

加强皮肤护理,保持皮肤完整性。

(七)健康指导

健康指导包括:①患者出院后须继续康复锻炼,并预防并发症的发生;②指导患者练习床上坐起、上下床和行走方法,练习使用轮椅、助行器等;③指导患者及家属应用清洁导尿术进行间歇导尿,预防长期导尿而引起泌尿道感染;④告知患者需定期复查,进行理疗有助于刺激肌收缩和功能恢复。

第二节 骨盆骨折

骨盆骨折多由直接暴力挤压骨盆所致。骨盆边缘有许多肌肉和韧带附着。特别是韧带结构对维护骨盆起着重要作用,在骨盆底部,更有坚强的骶结节韧带和骶棘韧带。骨盆保护着盆腔内脏器,骨盆骨折后对盆腔内脏器也会产生重度损伤。

一、分类

(一)按骨折部位分类

1.骨盆边缘撕脱性骨折

由肌肉猛烈收缩造成的骨盆边缘肌附着点撕脱性骨折,骨盆环不受影响。常见有髂前上棘撕脱骨折、髂前下棘撕脱骨折和坐骨结节撕脱骨折(图7-1)。

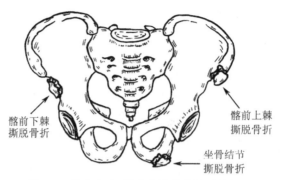

图 7-1　髂前上、下棘或坐骨结节撕脱骨折

2.骶尾骨骨折

骶尾骨骨折包括骶骨骨折和尾骨骨折。

3.髂骨翼骨折

多为侧方挤压暴力所致,移位不明显,可为粉碎性,不影响骨盆环。

4.骨盆环骨折

多为双处骨折。其包括双侧耻骨上、下支骨折;一侧耻骨上、下支骨折合并耻骨联合分离;耻骨上、下支骨折合并骶髂关节分离;耻骨上、下支骨折合并髂骨骨折;髂骨骨折合并骶髂关节脱位;耻骨联合分离合并骶髂关节脱位。

(二)按暴力的方向分类

1.侧方挤压损伤

侧方挤压力量使骨盆的前后结构及骨盆底部韧带发生一系列损伤,约占骨盆骨折的 38.2%。

2.前后挤压损伤

前后挤压损伤约占 52.4%,通常是由来自前方的暴力造成的。

3.垂直剪力损伤

垂直剪力损伤约占 5.8%,通常为高处坠落伤。前方的耻骨联合分离或耻骨支垂直骨折、骶结节和骶棘韧带都断裂;后方的骶髂关节完全脱位,一般还带骶骨或髂骨的骨折块,半个骨盆可以向前上方或后上方移位。

4.混合暴力损伤

混合暴力损伤约占 3.6%,通常是混合性骨折。

二、临床表现

(一)休克

严重骨盆骨折伴大量出血时,常合并休克。

(二)局部肿胀

压痛、畸形,骨盆反常活动,会阴部瘀斑,肢体长度不对称。

(三)骨盆分离试验和骨盆挤压试验阳性

检查者双手交叉撑开患者的两髂嵴,使两骶髂关节的关节面更紧贴,而骨折的骨盆前环产生分离,如出现疼痛即为骨盆分离试验阳性。双手挤压患者的两髂嵴,伤处仍出现疼痛为骨盆挤压试验阳性(图7-2)。

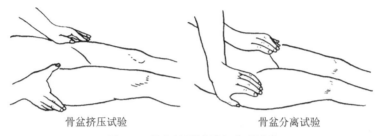

骨盆挤压试验　　　　　　　　　　骨盆分离试验

图 7-2　骨盆挤压试验与分离试验

(四)并发症

(1)腹膜后血肿:骨盆各骨主要为松质骨,邻近又有许多动脉、静脉丛,血液供应丰富。巨大血肿可沿腹膜后疏松结缔组织间隙蔓延至肠系膜根部、肾区与膈下,还可向前至侧腹壁。

(2)盆腔内脏器损伤:包括膀胱、后尿道与直肠损伤,尿道的损伤远比膀胱损伤多见。耻骨支骨折移位容易引起尿道损伤、会阴部撕裂,也可造成直肠损伤或阴道壁撕裂。直肠破裂如发生在腹膜反折以上可引起弥漫性腹膜炎;如在反折以下,则可导致直肠周围感染。

(3)神经损伤:主要是腰骶神经丛与坐骨神经损伤。腰骶神经丛损伤大部分为节前性撕脱,预后差,骶神经损伤会导致括约肌功能障碍。

(4)脂肪栓塞与静脉栓塞:盆腔内静脉丛破裂可引起脂肪栓塞,其发生率可高达 35%～50%。

三、辅助检查

X 线检查可显示骨折类型及骨折块移位情况,但骶髂关节情况以计算机体层显像更为清晰。计算机体层显像的三维重建可以更立体直观地显示骨折类型和移位的方向。

四、处理原则

首先处理休克和各种危及生命的合并症,再处理骨折。

（一）非手术治疗

（1）卧床休息：骨盆边缘骨折，骶尾骨骨折应根据损伤程度卧硬板床休息3～4周，以保持骨盆的稳定。

（2）复位与固定：不稳定性骨折可用骨盆兜悬吊牵引，髋人字石膏，骨牵引等方法达到复位与固定的目的。

（二）手术治疗

（1）骨外固定架固定术：适用于骨盆环双处骨折患者。

（2）切开复位钢板内固定术：适用于骨盆环两处以上骨折患者，以保持骨盆的稳定。

五、护理措施

（一）补充血容量和维持正常的组织灌注

（1）观察生命体征：骨盆骨折常合并静脉丛及动脉出血，出现低血容量性休克。应注意观察患者的意识、脉搏、血压和尿量，及时发现和处理血容量不足。

（2）建立静脉通路：及时按医嘱输血和补液，纠正血容量不足。

（3）及时止血和处理腹腔内脏器官损伤：若经抗休克治疗和护理仍不能维持血压，应及时通知医师，并协助做好手术准备。

（二）骨盆兜带悬吊牵引的护理

骨盆兜带一般用厚帆布制成，其宽度上抵髂骨翼，下达股骨大转子，依靠骨盆挤压合拢的力量，使耻骨联合分离复位。选择宽度适宜的骨盆兜带，悬吊重量以将臀部抬离床面为宜，不要随意移动，保持兜带平整，排便时避免污染兜带。

（三）保持排尿

（1）病情观察：注意患者有无排尿困难、尿量及色泽，有无腹胀和便秘。

（2）排尿护理：对于尿道损伤致排尿困难者，予以导尿管或留置导尿管，并加强尿道口和导尿管的护理，保持导尿管通畅。

（3）饮食指导：鼓励患者多食富含膳食纤维的食物、多进食新鲜水果和蔬菜，多饮水，以利大便通畅。

（四）皮肤护理

（1）保持个人卫生清洁：注意卧床患者的皮肤护理，保持皮肤清洁和床单平整干燥，防止发生压疮。

(2)体位:协助患者更换体位,骨折愈合后方可向患侧卧位。

(五)健康指导

卧床期间,髂前上、下棘撕脱骨折可取髋、膝屈曲位;坐骨结节撕脱骨折者应取大腿伸直、外旋位;骶尾骨骨折者可在骶部垫气圈或软垫。骨折愈合后才可患侧卧位。行牵引的患者需12周以后才能负重,长期卧床的患者需练习深呼吸,进行肢体肌肉的等长舒缩锻炼。帮助患者活动上、下关节,允许患者下床后,可使用助行器和拐杖,以使上下肢共同分担体重。

第三节 关 节 脱 位

关节脱位(俗称脱臼)指骨与骨之间相对关节面失去正常的对合关系。失去部分正常对合关系的称半脱位,多见于青壮年和儿童。上肢关节脱位多于下肢关节脱位。常见脱位的关节有肩关节、肘关节,髋关节次之。

一、病因

(一)创伤

多发生于青壮年,主要由外来暴力间接作用于正常关节引起,是导致关节脱位最常见的原因。

(二)先天性关节发育不良

因胚胎发育异常而致关节先天性发育不良,出生后即发生脱位且逐渐加重。

(三)病理改变

关节结构发生病变,骨端遭到破坏,不能维持关节面的正常对合关系。

(四)习惯性脱位

创伤性脱位后,关节囊及韧带松弛或在骨附着处被撕脱,使关节结构不稳定,轻微外力即可导致反复多次再脱位,形成习惯性脱位,如习惯性肩关节脱位、习惯性颞下颌关节脱位。

二、分类

(一)按脱位程度

分为全脱位与半脱位。前者指关节面对合关系完全丧失;后者指关节面对合关系部分丧失。

(二)按脱位发生的时间

分为新鲜脱位与陈旧性脱位。脱位时间未超过 2 周的称为新鲜脱位;脱位时间超过 2 周的称为陈旧性脱位。

(三)按脱位后关节腔与外界是否相通

分为闭合性脱位与开放性脱位。闭合性脱位患者局部皮肤完好,脱位处不与外界相通;开放性脱位者脱位关节腔与外界相通。

三、临床表现

(一)一般表现

疼痛和压痛,局部肿胀,瘀斑,功能障碍。

(二)特有体征

(1)畸形:关节脱位处明显畸形,患肢可出现旋转、内收或外展、变长或缩短等畸形,与健侧不对称。关节的正常骨性标志发生改变。

(2)弹性固定:关节脱位后,由于关节囊周围韧带及肌肉的牵拉,使患肢固定于异常位置,被动活动时感到弹性阻力。

(3)关节盂空虚:脱位后可触到空虚的关节盂,移位的骨端可在邻近异常位置触及,但肿胀严重时常难以触之。

四、辅助检查

X 线检查可明确诊断。关节正侧位片可确定有无脱位以及脱位的类型、程度,有无合并骨折等,以防止漏诊或误诊。

五、处理原则

(一)复位

以手法复位为主,时间越早越好。对于合并关节内骨折、经手法复位失败、有软组织嵌入、手法难以复位以及陈旧性脱位经手法复位失败者可行手术复位。

(二)固定

复位后将关节固定于稳定位置2～3周,使损伤的关节囊、韧带、肌肉等组织得以修复愈合。

(三)功能锻炼

在固定期间要经常进行关节周围肌和患肢其他关节的活动,防止肌肉萎缩和关节僵硬。

六、护理措施

(一)体位

抬高患肢并保持患肢与关节的功能位,以利静脉回流,减轻肿胀。

(二)缓解疼痛

(1)局部冷热敷:受伤24小时内局部冷敷,达到消肿镇痛的目的。受伤24小时后,局部热敷以减轻肌肉痉挛引起的疼痛。

(2)避免加重疼痛的因素:移动患者时,应帮助患者托扶固定患肢,动作轻柔,避免因活动患肢加重疼痛。

(3)镇痛:指导患者及家属应用心理暗示、转移注意力或松弛疗法等缓解疼痛,必要时遵医嘱应用镇痛剂,以促进患者的舒适与睡眠。

(三)病情观察

移位的骨端可压迫邻近血管和神经,引起患肢缺血和感觉、运动障碍。

(1)定时检查患肢末端的血液循环状况,若发现患肢苍白、发冷、动脉搏动消失,应及时通知医师并配合处理。

(2)动态观察患肢的感觉和运动情况,以了解神经损伤的程度和恢复情况。

(四)保持皮肤的完整性

对使用牵引或石膏固定的患者,应注意观察皮肤的色泽和温度,避免因固定物压迫而损伤皮肤。对髋关节脱位后较长时间卧床的患者,应注意预防压疮的发生。

(五)健康指导

指导并使患者能够自觉地按计划进行正确的功能锻炼,减少盲目性。进行功能锻炼时,应注意以患者主动锻炼为主,切忌用被动手法,强力拉伸关节,以防加重关节损伤。对于习惯性脱位应避免发生再脱位的可能,强调保持有效固定和严格遵医嘱坚持功能锻炼,以避免复发。

第四节 骨与关节感染

一、化脓性骨髓炎

化脓性骨髓炎是指骨膜、骨松质、骨密质和骨髓组织因化脓菌感染引起的炎症。本病感染途径有以下 3 种。①血源性感染:身体其他部位化脓性病灶中的细菌,经血液循环播散至骨组织,如上呼吸道感染、胆囊炎、毛囊炎等,称为血源性骨髓炎。②创伤后感染:骨组织创伤,如开放性骨折直接污染,或骨折手术后出现的骨感染,称为创伤后骨髓炎。③邻近感染灶:邻近软组织感染直接蔓延至骨骼,如脓性指头炎蔓延引起指骨骨髓炎,小腿溃疡引起胫骨骨髓炎等,称为外来性骨髓炎。

化脓性骨髓炎按病程发展还可分为急性和慢性骨髓炎。急性骨髓炎反复发作,病程超过 10 天即进入慢性骨髓炎阶段。两者没有明显时间界限,一般认为死骨形成是慢性骨髓炎的标志,死骨出现约需 6 周。

(一)病因

最常见的致病菌是溶血性金黄色葡萄球菌,其次为 β 溶血性链球菌,其他细菌有嗜血流感杆菌、大肠埃希菌、产气荚膜杆菌、肺炎链球菌和白色葡萄球菌等。

本病的致病菌是经过血源性播散,一般位于皮下或黏膜处,如疖、痈、扁桃体炎和中耳炎等。原发病灶处理不当或机体抵抗力下降时,细菌进入血液循环而发生菌血症或脓毒血症。菌栓进入骨营养动脉后往往受阻于长骨干骺端的毛细血管内,原因是该处血管弯曲成为血管袢,血流丰富而流动缓慢,易使细菌沉积。因此,儿童长骨干骺端为好发部位(图 7-3)。

发病前往往有外伤病史。可能外伤后因组织创伤、出血而易于发病,外伤可能是本病的诱因。

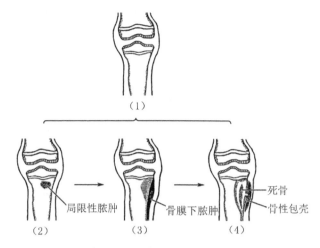

图 7-3 长骨干骺端为急性血源性骨髓炎好发部位

（1）正常；（2）局限性脓肿；（3）脓液穿入骨膜下形成骨膜下脓肿；（4）骨膜下脓肿逐渐增大，压力增高穿破骨膜流入软组织，并有死骨形成

（二）病理

本病的病理变化为骨破坏与死骨形成，后期有新生骨，成为骨性包壳（图 7-4）。

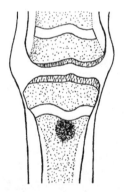

图 7-4 急性血源性骨髓炎病理变化过程

大量的菌栓阻塞于骨端小血管，使骨组织坏死，形成局限性骨脓肿并不断扩大。脓腔内高压的脓液向压力低的方向蔓延：①向骨干髓腔蔓延。②沿中央管（Haversian 管）和穿通管（Volkman 管）蔓延，引起骨密质感染。③穿破骨密质外层骨板蔓延至骨膜下间隙，将骨膜掀起形成骨膜下脓肿，或穿破干骺端的骨密质，再经骨小管进入骨髓腔并随之蔓延，破坏骨髓组织、松质骨和内层密质骨的血液供应，造成大片骨坏死。④脓液也可穿破骨膜沿筋膜间隙流注而成为深部

脓肿。⑤若穿破皮肤，脓液排出体外，则成为窦道。⑥若干骺端位于关节内，脓液也可进入关节腔而引起化脓性关节炎。

(三)临床表现

1.全身中毒症状

发病急骤，早期即出现寒战、高热等症状，小儿可有烦躁不安、呕吐或惊厥等，重者有昏迷或感染性休克。

2.局部症状

早期为患处疼痛，患肢半屈曲状，周围肌痉挛，因疼痛抗拒主动与被动运动。局部有皮温升高，有局限性压痛，肿胀并不明显。当骨膜下脓肿形成时，疼痛剧烈；当穿破骨膜形成软组织深部脓肿时，疼痛反而减轻，但局部红、肿、热更明显；脓液穿破皮肤，可形成窦道；合并化脓性关节炎时有关节积液和关节红肿等。若整个骨干都存在骨破坏后，有发生病理性骨折的可能。

自然病程可持续 3～4 周。脓肿穿破皮肤后，疼痛即刻缓解，体温逐渐下降，形成窦道，病变转入慢性阶段。

(四)辅助检查

1.实验室检查

血白细胞计数增多，中性粒细胞比例增加。红细胞沉降率加快，C 反应蛋白升高。患者高热或应用抗生素之前抽血培养，可获得阳性致病菌。

2.影像学检查

(1)X 线检查：无早期诊断价值，2～3 周后可见骨破坏、骨膜反应及新骨形成。少数患者伴病理性骨折。

(2)计算机体层显像、磁共振成像：计算机体层显像可发现骨膜下脓肿。磁共振成像有助于早期发现骨组织炎性反应。

(3)放射性核素骨扫描：发病 48 小时内可发现感染灶核素浓聚，有助于早期诊断。

(4)局部脓肿分层穿刺：在肿胀和压痛最明显部位穿刺，先穿入软组织内抽吸，若无脓液，则逐层深入抽吸，不可一次穿入骨内，以免将单纯软组织脓肿的细菌带入骨内。抽出脓液、浑浊液或血性液时应及时送检。若涂片中发现脓细胞或细菌即可确诊，同时可做细菌培养和药物敏感试验。

(五)处理原则

本病处理的关键是早期诊断与治疗。尽早控制感染，防止炎症扩散，及时切开减压引流脓液,防止死骨形成及演变为慢性骨髓炎。

1.非手术治疗

(1)全身支持治疗:①补液,维持水、电解质和酸碱平衡;②高热期间予以降温;③营养支持,增加蛋白质和维生素摄入量,经口摄入不足时,经静脉途径补充;④必要时少量多次输新鲜血、血浆或球蛋白,以增强患者抵抗力。

(2)抗感染治疗:早期联合足量的抗生素治疗。发病 3～5 天的抗生素治疗可控制感染。一般选择半合成青霉素或头孢菌素类与氨基糖苷类抗生素联合应用,然后根据细菌培养和药物敏感试验结果,调整为敏感抗生素,并持续应用3 周,直至体温正常,局部红、肿、热、痛等症状消失。另外在停用抗生素前,红细胞沉降率和 C 反应蛋白水平必须正常或明显下降。

(3)局部制动:患肢用皮牵引或石膏托固定于功能位,以利于炎症消散和减轻疼痛,同时也可防止关节挛缩畸形和病理性骨折。

2.手术治疗

手术目的在于引流脓液、减少或减轻脓毒血症症状,防止急性骨髓炎转变为慢性骨髓炎。若经非手术治疗 2～3 天炎症仍未得到控制,应尽早手术治疗。手术有钻孔引流术或开窗减压术两种(图 7-5)。

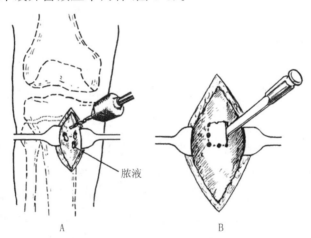

图 7-5　胫骨近端干骺端钻孔术及开窗减压术

A.胫骨近端干骺端钻孔术;B.开窗减压术

(六)护理措施

1.术前护理

(1)维持体温在正常范围:①休息;②物理降温,必要时给予药物降温;③合理使用抗生素控制感染。

（2）缓解疼痛：①患肢制动于功能位并抬高，促进回流，防止关节畸形和病理性骨折；②转移患者的注意力；③遵医嘱给予镇痛药物。

2.术后护理

（1）保持有效引流。

妥善固定引流装置：拧紧各连接接头防止松动。翻身时注意安置管道，以防脱出。躁动患者适当约束四肢，以防自行拔出引流管。

保持引流通畅：①观察引流液的量、颜色和性状，保持出入量的平衡；②保持引流管与一次性负压引流袋或负压引流瓶紧密相连，并处于负压状态，以保持引流通畅；③冲洗管的输液瓶高于伤口 60～70 cm，引流袋或瓶位置应低于伤口 50 cm，以利引流；④根据冲洗后引流液的颜色和清亮程度调节灌注速度。一般钻孔或开窗引流术后 24 小时内连续快速灌洗，以后每两小时快速冲洗 1 次。引流液颜色变淡时逐渐减少冲洗液的量，维持冲洗直至引流液清亮为止。若出现滴入不畅或引流液突然减少，应检查是否有血凝块堵塞或管道受压扭曲，并及时处理，以保证引流通畅。引流管一般留置 3 周或体温下降、引流液经连续三次细菌培养均为阴性即可拔除引流管。

（2）功能锻炼：为防止长期制动导致肌萎缩或减轻关节内粘连，急性期患者可做患肢骨骼肌的等长收缩和舒张运动。待炎症消退后，关节未明显破坏者可进行关节功能锻炼。

二、骨与关节结核

（一）病因

病原菌主要是人型结核分枝杆菌。人感染结核分枝杆菌后，结核分枝杆菌由原发病灶经血液循环到达骨与关节部位，不一定会立刻发病。当机体抵抗力降低，如有外伤、营养不良、过度劳累等诱发因素时，可以促使潜伏的结核分枝杆菌活跃起来而出现临床症状，如果机体抵抗力强，潜伏的结核分枝杆菌可被抑制甚至消灭。

（二）病理

病变仅限于骨组织为单纯骨结核，侵及滑膜组织为单纯滑膜结核时。此时若机体抵抗力强，治疗及时正确，关节功能可完全或大部分保存。若单纯性结核进一步发展，可破坏关节软骨，使关节的各部分同时受累，成为全关节结核。晚期会后遗各种关节功能障碍，患者可发生病理性骨折或脱位。

(三)临床表现

1.症状

(1)全身症状:患者可有低热、乏力、盗汗、消瘦、食欲缺乏、体重减轻和贫血等全身中毒症状。一般多见于儿童。

(2)局部症状:发病初期起病缓慢,疼痛不明显,逐渐转为持续性疼痛。单纯性骨结核髓腔内压力升高,脓液聚集过多及脓液破入关节腔使疼痛剧烈。疼痛可放射至其他部位,儿童常有"夜啼"。

2.体征

(1)关节积液与畸形。

(2)脓肿与窦道:若病变关节骨质破坏,病灶部位积聚大量脓液、结核性肉芽组织、死骨和干酪样坏死物质,易形成脓肿。由于缺乏红、热、压痛等急性炎症表现,被称为寒性脓肿或冷脓肿。脓肿向体表破溃,形成窦道,流出米汤样脓液。脓肿与内脏器官相通,可形成内瘘。寒性脓肿合并混合感染时,可出现急性炎症反应。

(四)辅助检查

1.实验室检查

常有轻度贫血,白细胞数正常或稍升高,红细胞沉降率在结核活动期明显增快,是检测病变是否静止和有无复发的重要指标。C反应蛋白升高。脓液结核菌培养阳性率为70%。必要时做活体组织病理学检查。

2.影像学检查

X线检查、计算机体层显像和磁共振成像有助于诊断。

(五)处理原则

骨与关节结核是全身结核感染的局部表现,治疗应兼顾整体与局部,采用综合治疗方法,才能提高疗效。

1.非手术治疗

(1)全身支持疗法:注意充分休息和改善营养,保证新鲜空气和适当的阳光,以增强机体抵抗力。贫血严重者,可给予少量多次输血。混合感染者,应根据细菌培养及药物敏感试验的结果应用抗生素。

(2)抗结核治疗:遵循早期、联合、适量、规律和全程应用的原则,以增强药效,降低细菌的耐药性。

(3)局部制动:根据病变部位和病情轻重使用夹板、石膏绷带和牵引等方法使病变关节制动,以保持关节于功能位,防止病理性骨折,预防与矫正患肢畸形。

(4)局部注射:适用于早期单纯滑膜结核。局部注射抗结核药物,可使局部药物浓度升高,增强杀菌效果,减少全身反应。对于寒性脓肿,应避免反复穿刺抽脓和注入抗结核药物,因为这样可诱发混合性感染和窦道的产生。

2.手术治疗

在全身支持疗法和抗结核药物的控制下,及时进行手术治疗,可以缩短疗程,预防和矫正畸形,减少肢体残疾和复发。手术方法包括脓肿切开引流术、病灶清除术及关节融合术等。

(六)护理措施

1.缓解疼痛

(1)环境和体位:保持病室整洁、安静、舒适、空气流通。疼痛较轻者,指导其采取合适体位,减少局部压迫和刺激以缓解疼痛。

(2)局部制动:疼痛严重者,严格卧床休息,减少局部活动,行轴线翻身。

(3)合理用药:合理抗结核治疗,控制病变发展。必要时给予药物镇痛。

(4)心理护理:注意了解患者心理状态,解除患者顾虑。护士应耐心向患者及家属解释手术的意义,以使患者提高对手术的信心,积极配合手术治疗。

2.改善营养状况

(1)饮食:鼓励患者摄取高热量、高蛋白、高维生素的食物,注意膳食结构的均衡、多样化及色、香、味,以增进患者食欲。

(2)营养支持:若患者食欲差,经口摄入难以满足,可遵医嘱为患者提供肠内及肠外营养支持。

(3)输血:对有贫血或严重低蛋白血症的患者,根据医嘱给予分次输新鲜血或人体清蛋白,维持血红蛋白在 100 g/L 以上。对凝血功能较差者,术前给予改善凝血功能。

3.维持有效的气体交换

(1)加强病情观察。

(2)保持呼吸道通畅:指导患者正确咳嗽和有效咳痰。病情允许情况下定时给患者翻身、叩背,以松动分泌物,可给予雾化吸入,使之易于咳出。为呼吸困难患者及时提供氧气吸入,严重呼吸困难者,应行气管插管或切开术,呼吸机辅助通气。

4.抗结核药物治疗的护理

(1)观察药物疗效:若用药后体温下降、食欲改善、体重增加、局部疼痛减轻以及红细胞沉降率正常或接近正常,说明药物有效,可进行手术治疗。

(2)观察有无药物不良反应:用药过程中若出现眩晕、口周围麻木、耳鸣、听力异常、肢端疼痛、麻木、恶心、肝功能受损等改变,及时通知医师调整药物。

5.功能锻炼

活动量视患者病情和体力而定,循序渐进,持之以恒。

第五节 骨 肿 瘤

一、骨软骨瘤

(一)疾病概述

1.概念

骨软骨瘤是指骨表面被覆软骨帽的骨性突起物,来源于软骨,是常见的良性骨肿瘤。多发生于青少年,随人体的生长发育,当骨骺线闭合后,其生长也停止。多见于10～20岁青少年,男性多于女性。骨软骨瘤可分为单发性与多发性两种,以单发性骨软骨瘤多见,也叫外生骨疣,约有1%的单发性骨软骨瘤可恶变。多发性骨软骨瘤也叫骨软骨瘤病,多数有家族遗传病史,具有恶变倾向,多见于长骨干骺端,如股骨远端、胫骨近端和肱骨近端。

2.临床表现

绝大多数无自觉症状,多因无意中发现骨性包块而就诊。骨性包块生长缓慢,增大到一定程度可压迫周围组织,如肌腱、神经、血管等,出现相应压迫症状或发生继发性滑囊炎和病理性骨折等。多发性骨软骨瘤可妨碍正常骨的生长发育,以致患肢有短缩、弯曲畸形的可能。若患者出现疼痛加重、肿块突然增大,应考虑恶变为继发性软骨肉瘤的可能。

3.辅助检查

X线表现单发或多发。在干骺端可见从皮质突向软组织的骨性突起,可单发或多发,基底部可窄小成蒂或宽扁无蒂,其皮质和松质骨与正常骨相连,彼此髓腔相通。软骨帽和滑囊一般不显影,或呈不规则钙化影。X线片可见原来稳定的软骨瘤再度生长、骨质破坏、钙化不规则等表现。

4.病理学表现

骨软骨瘤是一个带蒂或无柄的骨性隆起,其结构可分为3层。

(1)表层为一薄层纤维组织组成,即纤维包膜,与相邻骨膜相连。

(2)中层为软骨帽盖,由灰白略带蓝色的透明软骨组成,镜下与正常软骨骺板相似,表层软骨细胞及基质组织较不成熟,越近底层越成熟。交界处的成熟软骨细胞排列成柱状,并见钙化及骨化现象。

(3)基底部为肿瘤主体,含有黄髓的骨松质,与患骨相连。

5.治疗原则

一般不需要治疗。若肿瘤生长过快,有疼痛或影响关节畸形者,压迫神经、血管以及肿瘤自身发生骨折时,肿瘤表面滑囊反复感染者,或病变活跃有恶变可能者应行切除术。切除应从肿瘤基底四周部分正常骨组织开始,包括纤维膜或滑囊、软骨帽等,以免复发。

(二)护理评估

1.一般评估

(1)健康史。①一般情况:了解患者的职业、工作环境和生活习惯,有无外伤史和骨折史。②既往史:既往有无其他部位肿瘤史,家中有无类似病史者。

(2)生命体征(T、P、R、BP):按护理常规监测生命体征。

(3)患者主诉:发现局部包块。

(4)相关记录:包块部位、大小、质地、皮温、边界、有无压痛、与周围组织有无粘连等。将X线拍片及实验室检查等结果记录。

2.身体评估

(1)术前评估。①视诊:包块部位、肢体有无畸形。②触诊:包块质地、皮温、边界、有无压痛、与周围组织有无粘连。③动诊:关节活动度。④量诊:包块周径大小、肢体周径大小。

(2)术后评估。①视诊:伤口愈合情况、局部有无突起。②触诊:局部皮温、有无压痛。③动诊:关节活动度。④量诊:肢体周径大小。

3.心理-社会评估

评估患者(家属)心理状态、家庭及社会支持情况、患者(家属)对该疾病的相关知识了解程度及自身文化程度等。

4.治疗效果的评估

(1)非手术治疗评估要点:定期复查,严密观察肿块有无增大,有无影响相关部位生理功能。

（2）手术治疗评估要点：肿块的部位、大小及其与周围组织的关系。

（三）主要护理诊断

1.焦虑、恐惧

与肢体功能障碍及担心疾病预后有关。

2.躯体活动障碍

与疼痛及肢体功能受损有关。

3.知识缺乏

与缺乏术后康复知识有关。

4.潜在并发症

病理性骨折、医源性神经损伤。

（四）主要护理措施

1.休息

以卧床休息为主，避免患肢负重，防止病理性骨折。

2.饮食

鼓励患者进食高热量、高蛋白、高维生素的食物。

3.心理护理

患者一旦被诊断为患有肿瘤，心理会受到严重的刺激，常表现为焦虑、恐惧、悲观的心理。医护人员应主动与患者沟通，了解其产生焦虑、恐惧的具体原因。解释骨软骨瘤属良性骨肿瘤，无症状者，无需治疗；有症状者，可手术切除，并向患者介绍治疗方法。

4.缓解疼痛

为患者提供安全舒适的环境，并与其讨论疼痛的原因和缓解方法。指导患者应用非药物方法缓解疼痛。若疼痛不能控制，可遵医嘱应用镇痛药物，观察镇痛药物的效果，注意其不良反应。

5.提供术后康复的相关知识

术后抬高患肢，预防肿胀，观察敷料有无渗血，肢体远端有无感觉和运动异常，若发现异常，应立即配合医师处理并采取相应护理措施。骨软骨瘤手术一般对关节功能的影响较小，术后伤口愈合后即可下地开始功能锻炼。

6.并发症护理

（1）预防病理性骨折：提供无障碍环境，教会患者正确使用拐杖等助行器，避免肢体负重，预防病理性骨折。

（2）防止医源性神经损伤：肿瘤分离和切除时易损伤神经，麻醉清醒后密切观察神经症状和体征，下肢手术者，注意观察小腿处有无疼痛、麻木，嘱咐患者活动足趾及踝关节，以观察踝关节的背伸、跖屈、伸趾功能并与术前比较。上肢手术者，观察手指及腕关节活动、麻木情况。尽早发现医源性神经损伤的表现，及时处理。

7.健康教育

（1）功能锻炼：上肢手术者，可行用力握拳、伸指运动。下肢手术者，指导行踝关节背伸、股四头肌等长收缩活动及主动伸屈各关节。

（2）出院指导：讲解康复期功能锻炼的重要性，避免摔倒，术后定期复查X线，以了解肿瘤切除部位的骨修复及早期发现有无肿瘤原位局部复发。

（五）护理效果评估

（1）患者伤口恢复良好，未影响生活质量及生理功能。

（2）患者未发生相关并发症。

二、骨巨细胞瘤

（一）疾病概述

1.概念

骨巨细胞瘤是较常见的原发性骨肿瘤，以往认为骨巨细胞瘤是介于良、恶性之间的溶骨性肿瘤，后来发现其复发率较高且有低转移率，故认为本病属于潜在恶性或低度恶性肿瘤。发病年龄多在20～40岁，女性多于男性，好发部位为股骨远端和胫骨近端，其次为肱骨近端和桡骨远端。

2.病理生理

瘤组织以单核基质细胞及多核巨细胞为主要结构。根据两种细胞的分化程度及数量，骨巨细胞瘤可分为3级。①Ⅰ级：基质细胞稀疏，核分裂少，多核巨细胞甚多；②Ⅱ级：基质细胞多而密集，核分裂较多，多核巨细胞数量减少；③Ⅲ级：以基质细胞为主，核异型性明显，核分裂极多，多核细胞很少。因此，Ⅰ、Ⅱ级为良性，Ⅲ级为恶性。虽然肿瘤的生物学行为，良恶性并不完全与病理分级一致，但分级对肿瘤属性和程度的确定及治疗方案的制订仍有较大程度的参考价值。

3.临床表现

主要症状为疼痛和肿胀，瘤内出血或病理性骨折时疼痛加重。局部包块压之有乒乓球样感觉和压痛，病变的关节活动受阻。疼痛最早出现，一般不剧烈。局部可有轻压痛，皮温增高，可触及局部肿物，病变邻近关节活动受限。可有病理性骨折。

4.辅助检查

(1)X线检查:长骨骨骺处偏心性溶骨性破坏,骨皮质膨胀变薄,界限较清晰,周围无骨膜反应。病变常累及邻近干骺端,有时甚至侵及到关节。溶骨性破坏可呈"肥皂泡"样改变。合并病理性骨折者可见骨折影像。

(2)血管造影:可显示肿瘤血管丰富,并有动静脉瘘形成。

5.治疗原则

以手术治疗为主,常用手术方式如下。①刮除植骨术:肿瘤较小者,可采用病灶彻底刮除加灭活处理,再用松质骨和骨水泥填充,但术后易复发;②瘤段切除术:对于术后复发、肿瘤较大或伴病理性骨折者,行肿瘤节段截除、假体植入;③截肢术:对于恶性无转移者,可行广泛、根治性切除或截肢术。

对于手术清除肿瘤困难者,可试行放射治疗。放射治疗也可作为术后辅助治疗方法,但照射后易发生肉瘤变,应慎用。本病对化学治疗不敏感。

(二)护理评估

1.一般评估

(1)健康史。①一般情况:了解患者的职业、工作环境和生活习惯,特别注意有无长期接触化学致癌物质、放射线等,有无外伤史和骨折史。评估患者的肢体疼痛的性质、程度。②既往史:既往有无其他部位肿瘤史,家中有无类似病史者。

(2)生命体征(T、P、R、BP):按护理常规监测生命体征。

(3)患者主诉:局部疼痛、肿胀,关节活动受限。

(4)相关记录:疼痛的部位及性质、持续时间,肿块部位、大小、质地、皮温、边界、有无压痛、与周围组织有无粘连等。将X线拍片及实验室检查等结果记录。

2.身体评估

(1)术前评估,①视诊:肢体的肿胀部位及程度,肢体有无畸形。②触诊:包块质地、皮温、边界、有无压痛、与周围组织有无粘连。③动诊:关节活动度。④量诊:包块周径大小,肢体周径大小。

(2)术后评估,①视诊:伤口愈合情况、肢体肿胀程度。②触诊:局部皮温、有无压痛。③动诊:关节活动度。④量诊:肢体周径大小。

3.心理-社会评估

患者对疾病预后、拟采取的手术、化学治疗方案及术后康复知识了解和掌握的程度。患者对手术可能导致的并发症、生理功能改变的恐惧、焦虑程度和心理承受能力。

4.治疗效果的评估

(1)非手术治疗评估要点:定期复查,严密观察肿块有无增大、恶变,有无影响相关部位生理功能。

(2)手术治疗评估要点:肿块的部位、大小及其与周围组织的关系,有无转移。

(三)主要护理诊断

(1)焦虑、恐惧:与肢体功能丧失或对预后的担心有关。

(2)疼痛:与肿瘤压迫周围组织有关。

(3)躯体活动障碍:与疼痛及肢体功能受损有关。

(4)潜在并发症:病理性骨折。

(四)主要护理措施

1.心理护理

骨巨细胞瘤为潜在恶性肿瘤,患者担心手术和预后。多与患者沟通,建立良好的护患关系,了解患者的问题所在,有针对性地予以指导,耐心解答问题,消除不良心理,保持患者情绪稳定,能接受并配合治疗。

2.减轻疼痛

保持病房安静,指导患者保持舒适体位,转移患者的注意力。疼痛较轻者可采用放松疗法、理疗等。对疼痛严重者,可遵医嘱应用芬太尼、哌替啶等止痛药,以减轻疼痛。尽量减少护理操作中的疼痛,避免不必要的搬动。

3.增强舒适感

抬高患肢 20°~30°,避免腘窝受压。鼓励患者进行功能锻炼,预防肌萎缩和关节僵硬。

4.用药护理

如为恶性肿瘤,按肿瘤患者放射治疗的常规护理。

5.并发症的护理

防止病理性骨折,对骨破坏严重者,应用小夹板或石膏固定患肢;对股骨近端骨质破坏严重者,除固定外,还应同时牵引,以免关节畸形。为避免骨折的发生,需告知患者避免跑、跳等剧烈运动,护理上要求搬运患者要轻柔,避免暴力,活动不便者应协助其翻身。一旦发生骨折,应按骨折患者进行护理。

6.健康教育

(1)功能锻炼:鼓励患者进行功能锻炼,预防肌萎缩和关节僵硬。术后病情平稳即可开始患肢肌的等长收缩和足趾活动;术后1~2周逐渐开始关节活动。人工髋关节置换者练习外展运动,术后2周扶拐下地,训练站立负重;人工膝关节置换者练习伸屈运动;异体骨与关节移植者,根据愈合程度,逐渐增加活动量,以防异体骨发生骨折。

(2)出院指导:讲解康复期功能锻炼的重要性及意义,使患者出院后能自觉地坚持功能锻炼。除住院期间注意的问题外,出院后还要注意在练习行走时不可跌倒,术后定期复查X线,以了解肿瘤切除部位的骨修复及早期发现有无肿瘤复发。

(五)护理效果评估

(1)患者情绪稳定,积极乐观地配合治疗。

(2)患者疼痛减轻或消失。

(3)肢体的活动功能得到最大程度的促进,以及在此期间无病理性骨折发生。

(4)患者能复述患肢功能锻炼和放射治疗的相关知识。

三、骨肉瘤

(一)疾病概述

1.概念

骨肉瘤是最常见的原发性恶性骨肿瘤,其组织学特点是瘤细胞直接形成骨样组织或未成熟骨。瘤体一般呈梭形,恶性程度高,预后差,可累及骨膜、骨皮质及髓腔,病灶切面呈鱼肉状,棕红或灰白色。骨肉瘤多发于10~20岁青少年,40岁以上发病多为继发性,男性多于女性。好发部位为股骨远端、胫骨近端和肱骨的干骺端。病因不明,研究显示与遗传学因素、病毒感染、放射线损伤相关。

2.临床表现

主要症状为局部疼痛,早期症状为局部隐痛,可发生在肿瘤出现以前,起初为间断性疼痛,逐渐发展为持续性剧烈疼痛,尤以夜间为甚。可伴有局部肿块,附近关节活动受限。局部表面皮温增高,静脉怒张,可伴有全身恶病质表现。可伴有病理性骨折,多见于以溶骨性病变为主的骨肉瘤。肺转移发生率高。核素骨显像可以确定肿瘤的大小及发现转移病灶。化验检查可用来检测病变的状态。

晚期患者表现为恶性肿瘤晚期的典型症状:贫血、消瘦、食欲缺乏、体重下降、发热等。

3.辅助检查

(1)X线检查:X线显示病变多起于长骨干骺端,表现为成骨性、溶骨性或混合性骨质破坏。肿瘤生长顶起骨外膜,骨膜下产生新骨,表现为三角状骨膜反应阴影,称 Codman 三角。若恶性肿瘤生长迅速,超出骨皮质范围,同时血管随之长入,肿瘤骨与反应骨沿放射状血管方向沉积,表现为"日光射线"形态。

(2)影像学检查与诊断:计算机体层显像是检测肺部转移病灶最为常见的手段,可对肿瘤进行大小、计算机体层显像值的测量及分析。磁共振成像敏感性更高,更全面,对松质骨的观察变化尤为灵敏。冠状位 T_1 相可以显示肿瘤髓腔内侵及的范围,而 T_2 相可显示软组织肿块的侵及范围。骨扫描可以用于排除骨内的跳跃和转移灶。

(3)实验室检查:①碱性磷酸酶升高帮助诊断和判断术后的复发。②血清碱性磷酸酶及乳酸脱氢酶对评估患者的预后有重要意义。

临床上 70%以上的骨肉瘤患者,碱性磷酸酶升高,经过手术及化学治疗后碱性磷酸酶明显下降。复发或转移时,又可再次升高,因此,可作为观察病情转归的重要参考指标。

4.病理学表现

目前病理学上经典的骨肉瘤被定义为高度恶性肉瘤样基质和恶性成骨细胞直接产生肿瘤性骨样组织或骨的一类肿瘤。肿瘤常出现中心矿化,周围为不成熟且缺乏矿化的骨组织,肿瘤细胞常出现间变,伴有异型细胞核和双着丝点。肿瘤可以有向成软骨细胞或成纤维细胞分化的区域,但只要存在小片区域的肿瘤骨样基质区域就可以诊断为骨肉瘤。

5.治疗原则

骨肉瘤采用以手术为主的综合治疗。明确诊断后,及时进行新辅助化学治疗,目的是消灭微小转移灶,然后根据肿瘤浸润范围做根治性切除瘤段、灭活再植或置入假体的保肢手术。无保肢条件者行截肢术,截肢平面应超过患骨的近侧关节。术后继续大剂量化学治疗。近年来由于早期诊断和化学治疗迅速发展,骨肉瘤的 5 年存活率大大提高。

(二)护理评估

1.一般评估

(1)健康史。①一般情况:了解患者的职业、工作环境和生活习惯,特别注意有无长期接触化学致癌物质、放射线等,有无外伤史和骨折史。评估患者的肢体疼痛的性质、程度。②既往史:既往有无其他部位肿瘤史,家中有无类似病史者。

(2)生命体征(T、P、R、BP):按护理常规监测生命体征。

(3)患者主诉:呈进行性加重的疼痛,局部可触及肿块。

(4)相关记录:疼痛的部位及性质、持续时间,肿块部位、大小、质地、皮温、边界、有无压痛、与周围组织有无粘连、表浅静脉怒张等。肢体有无畸形,关节活动是否受限。患者有无消瘦、体重下降、营养不良等恶病质表现,重要脏器功能是否正常,能否耐受手术和化学治疗。

2.身体评估

(1)术前评估。①视诊:肢体的肿胀部位及程度,肢体有无畸形。②触诊:包块质地、皮温、边界、有无压痛、与周围组织有无粘连。③动诊:关节活动度。④量诊:包块周径大小,肢体周径大小。

(2)术后评估。①视诊:伤口愈合情况、肢体肿胀程度。②触诊:局部皮温、有无压痛。③动诊:关节活动度。④量诊:肢体周径大小。

3.心理-社会评估

肿瘤治疗过程持续时间长、损害较大,常造成身体外观的改变和遗留残疾,对患者的身心健康影响很大。医护人员要评估患者(家属)的心理状态、家庭和社会支持情况及患者(家属)对该疾病相关知识的了解程度。

4.治疗效果的评估

(1)非手术治疗评估要点。①化学治疗前评估:做好解释工作,了解患者的心理承受能力;因为化学治疗的药物大多是按体重计算,所以应严格准确测量体重。②化学治疗中评估:评估化学治疗所带给患者的不良反应,如胃肠道反应、心脏毒性、肾脏毒性、骨髓抑制、皮肤毒性、脱发等。③化学治疗后评估:严密观察白细胞、血小板及肝肾功能的变化,做好防护措施。

(2)手术治疗评估要点。①影像资料评估:观察肿块的大小、了解肿瘤有无与周围组织粘连、了解有无肿瘤转移。②病理检查评估:确认肿瘤穿刺活检结果。

(三)主要护理诊断

(1)疼痛:与肿瘤浸润压迫周围组织、手术创伤、术后幻肢痛有关。

(2)营养失调:低于机体需要量与化学治疗有关。

(3)躯体移动障碍:与疼痛、关节功能受限及制动有关。

(4)自我形象紊乱:与化学治疗引起的不良反应有关。

(5)潜在并发症。①病理性骨折:与骨质破坏有关。②有深静脉血栓的危险:与肢体制动或长期卧床有关。③医源性神经损伤:与手术有关。

(四)主要护理措施

1.休息

肿瘤对骨质的破坏大,易发生病理性骨折,故应卧硬板床,避免下地负重等。

2.疼痛护理

卧床休息,采取舒适的体位。观察疼痛的程度、性质、时间,并进行疼痛评分,指导患者采用转移注意力、听音乐等放松技巧。操作时动作轻柔,按医嘱予止痛药,可采用三阶梯止痛法。

3.改善营养状况

鼓励患者进食高蛋白、高热量、高维生素、易消化的食物,多饮水,饮食应清淡,避免进食辛辣、煎炸、腌制食品,多吃蔬菜水果。必要时可遵医嘱提供肠内或肠外营养。

4.增强舒适感

观察患肢肢端感觉、活动、血液循环情况,抬高患肢 $20°\sim30°$,避免腘窝受压,协助患者每两小时轴线翻身。鼓励患者进行功能锻炼,预防肌萎缩和关节僵硬。协助生活护理,满足患者日常生活需要。

5.促进患者对自我形象的认可

向患者解释脱发只是暂时现象,停药后再生,也可以戴假发或帽子修饰。

6.化学治疗护理

(1)化学治疗前:向患者解释化学治疗的目的、可能出现的反应及预防措施,获得患者的配合。

(2)化学治疗中:了解患者检验、检查结果,如血常规、血生化、胸片等;观察化学治疗药物的不良反应,如骨髓抑制、胃肠道反应、口腔溃疡、心脏毒性、肾脏毒性、皮肤毒性、脱发等。如白细胞数 $<4\times10^9/L$ 或血小板数 $<6\times10^9/L$ 应暂停化学治疗。观察尿量,24 小时尿量 $>3\,500$ mL。观察体温的变化,病房每天紫外线灯消毒,减少探视。

(3)化学治疗后:定时检查血常规及血生化的变化,避免去人多聚集的地方。进食清淡、富有营养的食物,增强体质。

7.并发症的护理

(1)防止病理性骨折:骨肉瘤患者多伴有患处局部肿块,关节功能活动受限等,使患者行走不便,易造成病理性骨折。为避免骨折的发生,需告知患者避免跑、跳等剧烈运动。护理上要求搬运患者要轻柔,避免暴力,活动不便者应协助翻身,对已有骨折的患者在给予石膏固定或牵引后按常规护理。

（2）**防止深静脉血栓**：深静脉血栓形成是下肢手术常见的并发症，由于术后卧床、肢体制动，使下肢静脉血流缓慢，密切观察患肢皮肤的颜色、温度、活动、感觉、肿胀、疼痛等情况。抬高患肢，尽早指导患者行踝泵运动、股四头肌等长收缩，并采用气压治疗、穿抗血栓压力袜或使用抗凝剂，可有效地防止深静脉血栓。

（3）**防止医源性神经损伤**：肿瘤分离和切除时易损伤神经，麻醉清醒后密切观察神经症状和体征。下肢手术者，注意观察小腿处有无疼痛、麻木，嘱咐患者活动足趾及踝关节，以观察踝关节的背伸、跖屈、伸趾功能，并与术前比较。上肢手术者，观察手指及腕关节活动、麻木情况。发现有医源性神经损伤的表现时，及时处理。

8.**截肢术后护理**

（1）**体位**：术后24～48小时应抬高患肢，预防肿胀。下肢截肢者，每3～4小时俯卧20～30分钟，并将残肢予枕头支托，压迫向下。仰卧位时，不可抬高患肢，以免造成膝关节的屈曲挛缩。

（2）**观察和预防术后出血**：术中止血不彻底，组织处理不妥当，血管断端结扎线脱落，残端受到意外创伤均可造成残端大出血。注意观察截肢术后肢体残端的渗血情况及创口引流液的性质和量。对于渗血较多者，可用棉垫加弹性绷带加压包扎；若出血量较大，应立即扎止血带止血，并告知医师，配合处理。故截肢术后患者床边应常规放置止血带，以备急用。

（3）**幻肢痛**：绝大多数截肢患者在术后相当长的一段时间内感到已切除的肢体仍然在疼痛或其他异常感觉，称为幻肢痛。这是由于术前肿瘤侵袭压迫附近组织造成剧烈的疼痛，对皮层中枢刺激形成兴奋灶，术后未能消失，疼痛多为持续性，尤以夜间为甚，属精神因素性疼痛。引导患者注视残肢，接受截肢的现实。应用放松疗法等心理治疗手段逐渐消除患者的幻肢感。对于持续时间长的患者，可轻叩残端，或用理疗、封闭、神经阻断的方法消除幻肢痛。

（4）**残端护理**：观察残端伤口的皮肤愈合情况，注意有无压痛。术后两周开始用弹性绷带每天反复包扎，均匀压迫残端，促进软组织收缩。通过残端按摩、拍打及蹬踩，增加残端的负重能力。指导患者每天用中性肥皂清洗残端，但不能浸泡或在残端上涂擦冷霜或油，以免软化残端的皮肤，也不可擦酒精，以免皮肤干裂。制作临时义肢，鼓励患者拆线后尽早使用，这有利于消除水肿，促进残端成熟，为安装义肢做准备。

9.**心理护理**

护士要理解患者的心理变化，给予心理安慰和支持，使患者情绪稳定，耐心向患者解释病情。根据患者的心理状态,注意保护性医疗措施。解释治疗措施尤其是手术治疗对于挽救生命、防止复发和转移的重要性。通过语言、表情、举止和态度给患者良性刺激,使患者乐观的对待疾病和人生。

(五)护理效果评估

(1)患者安全度过化学治疗期。

(2)疼痛缓解,无疼痛症状和体征。

(3)肌肉、关节功能得以恢复,能满足日常活动需要。

(4)能正确面对自我形象改变。

(5)保肢治疗患者:假体关节活动良好,患者可下床活动。

(6)截肢治疗患者:残端愈合塑形好,利于安装义肢。

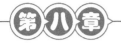

器官移植患者的护理

第一节　肝移植患者的护理

一、疾病概述

(一)概念

肝脏疾病发展到晚期危及生命时,采用外科手术的方法,切除已经失去功能的病肝,然后把一个健康肝脏植入人体内,这个过程就是肝脏移植,俗称"换肝"。随着新型免疫抑制剂的出现、移植技术的进一步发展、器官保存液的改进和术中及术后完善的监护,肝脏移植已经成为公认的治疗肝功能衰竭和肝脏肿瘤等疾病的唯一且最终有效的手段。

(二)适应证

原则上为进行性、不可逆性和致死性终末期肝病无其他有效的治疗者,包括良性病变和恶性肿瘤。良性病变有病毒性和酒精性肝硬化、暴发性肝功能衰竭、先天性胆道闭锁、肝豆状核变性、α_1-抗胰蛋白酶缺乏症、糖原累积综合征、血红蛋白沉积症、多发性肝腺瘤病、多囊肝、难复性肝外伤等。恶性病变主要为早期原发性肝癌。

(三)肝移植术式

1.经典原位肝移植

指切除病肝时连同肝后下腔静脉一并切除,供肝植入时依次吻合肝上下腔静脉、肝下下腔静脉及门静脉,肝动脉后开放血供,彻底止血,最后重建胆管。

2.背驮式肝移植

指保留受体肝后下腔静脉,将受体肝静脉与供肝肝上下腔静脉吻合,而供肝肝下下腔静脉则予结扎。由于背驮式肝移植容易造成流出道梗阻,目前采用较多的是改良背驮式肝移植,两者均只用于良性终末期肝病,一般不适用于肝癌患者。

3.减体积式肝移植

以 Couinaud 肝段解剖为基础,根据供、受者身体体重比,取部分肝做移植,常用于儿童及供、受者体积差别较大的肝移植。常用于移植的有左外叶肝段、左半肝和右半肝。

4.活体供肝移植

活体供肝移植是一种来自活体供肝的减体积式肝移植,供者多为受者的亲属。效果与减体积式肝移植相似。近年来,活体肝移植取得良好的效果,但必须以保证供肝的功能管道结构和保证供体的生命安全为前提。

5.劈裂式肝移植

劈裂式肝移植是指将一个供肝一分为二,分别移植给两个不同的受体,以缓解供肝短缺的问题。

6.辅助性肝移植

辅助性肝移植旨在保留部分或整个原肝的情况下,在原位或异位植入供肝的一部分或全部。其主要适用于暴发性肝功能衰竭和某些先天性代谢性肝病的治疗。

(四)辅助检查

1.实验室检查

血常规、血型、尿常规、大便常规、生化常规、肝酶、肝代谢组合、血脂组合、术前筛查组合、出凝血常规、梅毒组合、艾滋病组合、甲胎蛋白测定等。

2.心电图检查

了解患者有无心律失常、左右房室肥大的情况,协助鉴别心瓣膜病、高血压病、肺源性及先天性心脏病的诊断,了解电解质紊乱等情况(例如低血钾)。

3.胸片检查

胸片检查是术前必须检查的项目之一。98%以上的肺部疾病患者可以从胸片中发现异常现象。注意有无肺部炎症和胸腔积液,便于界定患者是否能耐受手术治疗。

4.肝胆胰脾 B 超检查

了解各个脏器的情况。

5.计算机体层显像

了解患者肝动脉、肝静脉、门静脉及胆道情况,以便于手术中血管及胆道的吻合。

6.彩色多普勒超声心动图检查

可定量分析心功能及心血管系统中的狭窄、反流和分流性病变。

7.肺功能检查

可了解肺、气道病变,评估肺功能对手术的耐受力。

8.正电子发射断层显像-计算机体层显像

肝癌患者了解有无全身转移病灶,感染患者了解有无其他感染病灶。

(五)治疗原则

肝移植术后治疗原则:抗排斥、预防感染、抗乙肝病毒、护肝、营养支持等。

(六)药物治疗

1.应用免疫抑制剂

免疫抑制剂是对机体的免疫反应具有抑制作用的药物,能抑制与免疫反应有关细胞(T 细胞和 B 细胞等巨噬细胞)的增殖和功能,能降低抗体免疫反应的制剂。主要免疫抑制剂包括他克莫司、环孢素 A、西罗莫司、霉酚酸酯、硫唑嘌呤、泼尼松、多克隆抗体[抗淋巴细胞球蛋白、抗胸腺细胞球蛋白、单克隆抗体(巴利昔单抗、达利珠单抗)]等。常用的药物有:巴利昔单抗 20 mg 静脉注射 2 次(术中及术后第 4 天),他克莫司口服 2 次/天,根据体重计算口服剂量,加赛可平 0.25~1 g,2 次/天。

2.应用预防感染药物

主要预防细菌、真菌、病毒感染。常用的静脉药物有:哌拉西林钠/他唑巴坦钠 4.5 g,3 次/天;氟康唑每天 100 mL;更昔洛韦 0.25 g,2 次/天等。

3.应用护肝药物

常用的静脉药物有:异甘草酸镁 200 mg,1 次/天;思美泰 1 g,1 次/天;多烯磷脂酰胆碱 15 mL,2 次/天。

4.应用营养药物

营养支持,补充能量。常用的静脉药物有:葡萄糖、氨基酸、脂肪乳,或由水、维生素、氯化钾、氯化钠等配制成的肠外营养液。

5.应用抗乙肝病毒药物

用于预防乙肝病毒复发。常用的药物有:乙肝免疫球蛋白 2 000 U,静脉滴注,1 次/天;或乙肝免疫球蛋白 400 U,肌内注射,1 次/天;恩替卡韦 0.5 mg,1 次/天。

二、护理评估

(一)一般评估

1.生命体征(T、P、R、BP)

排斥或感染时体温升高,出血时血压可下降,心率增快。

2.患者主诉

排斥反应时患者出现腹痛、腹胀、乏力、肝区疼痛等症状。

3.相关记录

记录精神、饮食、腹部体征、伤口敷料、伤口疼痛、中心静脉压、血糖、管道、皮肤、出入量等情况。

(二)身体评估

1.视诊

(1)面部颜色(黄疸、贫血)、口唇有无发绀、精神状态。

(2)观察有无腹胀。

(3)观察伤口敷料有无渗血、渗液。

(4)各引流管是否引流通畅、固定稳妥。

2.触诊

(1)测量腹围,观察有无腹水征。

(2)有无腹部压痛、反跳痛、腹膜炎体征。

(3)全身有无水肿,根据每天水肿的部位记录情况与患者尿量情况做动态的综合分析,判断水肿是否减轻。

3.叩诊

腹部有无腹水。

4.听诊

腹部肠鸣音情况。

(三)心理-社会评估

肝移植手术大、风险高、手术治疗费用高,对患者及家属都需要慎重考虑及抉择。医护人员应了解患者在疾病治疗过程中的心理反应与需求,家庭及社会支持情况,并引导患者正确配合疾病的治疗与护理。

(四)相关辅助检查阳性结果评估

1.实验室检查

白细胞数有无高或低于正常,是否有感染或感染的可能。血红蛋白是否低于正常、进行性降低,有无出血表现。血小板数有无低于正常,若低于正常注意防出血。生化常规有无高钾或低钾、高钠或低钠;肝酶、肝代谢组合总胆红素、转氨酶有无偏高;转氨酶术后不降反升注意有无排斥等情况。

2.胸片

有无肺部炎症及胸腔积液。

3.彩超

移植肝脏血流有无异常,有无肝动脉或肝静脉血栓形成。

4.正电子发射断层显像-计算机体层显像

肝癌患者有无发现转移病灶。

(五)治疗原则

肝移植术后治疗原则:抗排斥、预防感染、抗乙肝病毒、护肝、营养支持等。

(六)治疗常用药效果的评估

1.应用免疫抑制药评估要点

(1)用药剂量、用药方法(静脉、口服),用药时间的评估与记录。

(2)血药浓度的评估:预防药物浓度过低或过高,过低引起排斥或过高引起药物中毒。

(3)免疫抑制药毒副作用的评估:感染(细菌、病毒、真菌)、骨髓抑制(白细胞、粒细胞、血小板数减少)、肝肾毒性、消化道不良反应(恶心、呕吐、溃疡、出血)神经毒性(躁动、头痛、震颤和感觉异常)、肿瘤等。

(4)评估肝功能的情况。

2.应用预防感染药评估要点

(1)体温的评估:体温有无低热或高热,发热的热型、规律。

(2)使用药物的时间、剂量评估:定时、准确给药。

3.应用护肝药评估要点

(1)护肝药物的用药剂量、时间的评估。

(2)评估肝功能转氨酶的情况。

4.应用静脉营养药评估要点

(1)静脉营养药的配制评估:无菌、有无药物配伍禁忌。

(2)尿量的评估:根据尿量调节入量。

(3)血糖的评估:注意有无低血糖或高血糖出现。

(4)营养液输入时间的评估:营养液 24 小时内有效,注意匀速输入。

三、主要护理诊断

(一)体液不足

与禁食及补液量不足有关。

(二)体液过多

与液体摄入量过多,肾功能欠佳(少尿或无尿)有关。

(三)潜在并发症

(1)出血:与手术创伤及患者凝血功能障碍有关。

(2)急性排斥反应:与异体肝植入及机体的免疫反应有关。

(3)感染:与手术创伤,多管道引流,使用大量免疫抑制剂,贫血,营养失调,抗生素使用不当有关。

(4)胆漏:与吻合技术及术后营养不良、伤口愈合不良等有关。

(5)肝动脉栓塞:与吻合技术、肝流出道不畅、供肝血管管腔较小等有关。

四、主要护理措施

(一)加强消毒隔离,预防感染

(1)患者术后住单间,限制入室人数,入室人员需戴口罩、帽子,换专用鞋和灭菌隔离衣,清洁双手等。房内一切物品均应经消毒后方可使用。

(2)隔离病房消毒:地面用 0.05% 健之素消毒液每天拖地 3 次。台面、推车、仪器用含有健之素消毒液的抹布湿抹,每天 2 次。空气消毒机消毒病房,每天 3 次。调节室内温度 20～24 ℃,相对湿度 60%～70%。每月进行一次空气培养,维持空气菌落数在 200 个/m^3 以下。

(3)加强基础护理:每天更换衣服、床单、被套等,口腔护理 2 次/天,会阴擦洗 2 次/天,温水擦浴 1 次/天,保持皮肤清洁干燥,特别注意清洁皮肤皱褶处、会阴部、腋窝等处。卧床期间每 2 小时协助患者翻身 1 次。

(4)护理人员在进行有创性操作时严格执行无菌技术。所有深部插管拔除时,均需做细菌培养及鉴定。

(二)休息及活动

早期指导患者床上深呼吸、有效咳嗽,协助患者定期翻身,并进行肢体功能锻炼,预防下肢静脉血栓形成。病情稳定者,一般术后第 3 天后可鼓励下床适度活动。

(三)密切观察病情变化

术后早期每小时监测记录生命体征、血氧饱和度,记录每小时出入量,每 6 小时监测中心静脉压和血糖。

(四)腹部、手术切口及引流管护理

观察腹部及手术切口有无渗血等情况,观察引流管是否通畅,观察引流液的颜色、性质和量,每小时一次。各种导管做好标志及记录以便于观察管理。妥善固定引流管,防止受压、扭曲、脱出,准确记录各引流液量及颜色变化。腹腔引流管引流量>2 mL/(kg·h),颜色鲜红时,则要警惕活动性出血的可能;腹腔引流管引流液引出金黄色液体时,注意有胆瘘的可能。医护人员要准确地交接班,详细记录拔除引流管的时间。

(五)合理饮食

适量均衡地进易消化的食物,禁术后大补。吃含优质蛋白质的食物,优质蛋白质的食物包括肉类、鸡蛋及奶类等。多吃蔬菜以增加纤维素,使肠道排泄通畅。同时,适量吃含碳水化合物及低脂肪的食物,但要避免脂肪积聚。避免进食提高免疫功能的食物和保健食品,如木耳、香菇、红枣、蜂王浆、人参等;少吃煎、炸的食品,肥肉、牛油、人造牛油及沙拉酱等;少吃淀粉类食品,如饭、面、粉、面包、饼干等;避免吃刺激性大的食物。

(六)用药护理

严格按照医嘱使用免疫抑制剂,做到及时准确给药,随时观察药物的不良反应。

(七)心理护理

每天了解患者的心理状态,多关心体贴患者,使患者保持良好的心态,积极配合各项治疗及护理。因使用免疫抑制剂及激素等原因,患者会出现烦躁、亢奋、抑郁等心理表现,要做好安全措施,防止意外事件发生。

(八)并发症的观察及护理

1.腹腔出血

腹腔出血的护理包括:①密切观察腹腔引流管的颜色、性质、量的情况。②观察患者有无腹痛、腹胀、腹围的情况。③观察生命体征的变化,特别是心率、血压的情况。④有无口干,观察面色、皮肤弹性等。⑤实验室检查发现血红蛋白和红细胞比容进行性下降及时报告医师。⑥若已明确腹腔有活动性出血,处理如下:保持两条以上静脉通路,以保证输液、输血及其他药物给药途径的通畅。遵医嘱应用止血药、血小板、凝血因子及凝血酶原复合物等。根据病情调整输液顺序和速度,以维持有效循环血量,保证组织器官有效的血流灌注。经上述处理仍不能控制出血时,应做好手术止血的准备。

2.急性排斥反应

急性排斥反应护理包括以下几方面。①完善术前相关检查:肝移植前应完善供、受者间相关的免疫学检查,如血型等,以选择合适的供体,达到避免或减少排斥反应的目的。②准确应用免疫抑制剂:遵医嘱应用免疫抑制剂,定期监测其血药浓度,以及时了解免疫治疗情况,防止因免疫抑制剂的血药浓度过低达不到免疫抑制的要求而引起排斥反应。③观察患者生命体征、腹部及胆汁排泄情况。如胆汁分泌量减少、稀薄、颜色变淡,伴发热、肝区不适、黄疸及情绪改变等。④有排斥反应时,及时处理,遵医嘱应用抗排斥药物,密切观察治疗效果。

3.感染

感染的护理包括以下几方面。①完善术前准备:肠道准备及皮肤准备。②加强口腔护理和术后皮肤清洁。③严格按无菌技术操作的原则护理手术伤口及引流管,定时更换敷料,敷料被渗液、渗血浸湿时应随时更换。妥善固定各引流管,保持引流通畅,防止逆行感染。④加强病室的管理:病室地面、物面每天用消毒液擦拭,定期进行空气消毒及空气细菌培养,确保病室符合感染控制管理规范要求。患者衣被、床单须经消毒灭菌后使用,医护人员进入病室前洗手并穿戴隔离衣、鞋、帽和口罩,限制陪人探视。密切观察患者体温、呼吸道、口腔、手术切口等情况。若患者体温升高,在除外急性排斥反应后,应考虑感染的存在。明确诊断感染后,及时查找感染部位及病原体,遵医嘱应用敏感抗生素或抗病毒药物,以尽快有效控制感染。⑤遵医嘱正确应用抗生素。

4.胆漏

胆漏的护理包括:①注意观察患者有无腹痛、腹膜炎体征。②观察腹腔引流管的颜色、性质、量。③观察有无发热。④观察实验室检查结果:白细胞数有无升高,总胆红素不伴有肝酶的升高。

5.肝动脉栓塞

肝动脉栓塞护理注意事项。①注意观察生命体征情况:有无发热、低血压。②注意神志改变。③注意实验室检查是否有肝转氨酶明显升高、白细胞数增多、血细菌培养阳性、凝血功能障碍。④每天定期观察肝脏彩超血流情况。⑤一经明确诊断,做好术前准备。

(九)健康教育

1.饮食指导

适量均衡地进易消化的食物,禁术后大补。吃足够分量的含优质蛋白质的食物,优质蛋白质的食物包括肉类、鸡蛋及奶类等。多吃蔬菜以增加纤维素,使肠道排泄通畅。同时,适量吃含碳水化合物及低脂肪的食物,但要避免脂肪积聚。避免进食提高免疫功能的食物和保健品。

2.用药护理

用药护理包括:①了解服用药物的种类及作用,坚持在医师指导下服药,不得擅自服用对免疫抑制剂有拮抗作用的药物和食物。②免疫抑制剂必须准时、准量服用,根据药物浓度调整剂量,不能随意少服、漏服。若出现少服、漏服现象,应及时与医师沟通,以跟进药物浓度及密切监测是否发生排斥反应。③了解免疫抑制剂的常见不良反应,正确对待药物的不良反应。④嘱患者在使用其他药物之前,应向移植科医师咨询。

3.预防感染的发生

注意保持居室内空气流通、个人和环境卫生,尽量避免去人多的地方,避免与有呼吸道感染等传染性疾病的患者接触。注意保暖,预防感冒。

4.进行适当运动

如散步、打太极拳等,运动遵循循序渐进的原则,不要参加剧烈运动。

5.自我病情观察

教会患者自我监测体温、脉搏、血压、体重,观察皮肤有无黄染,观察尿量、大便颜色,有无腹痛、腹胀、肝区疼痛、下肢水肿等。

6.就诊指标

告诉患者如果出现下列任何一种情况,请速到医院就诊。①未激烈活动出现全身乏力。②发热、咳嗽。③皮肤、尿量发黄。④大便呈陶土色。⑤腹痛、腹胀、肝区疼痛。⑥下肢水肿。

五、护理效果评估

(1)患者自觉症状好转(精神状况、食欲增加、活动量增加)。

(2)患者黄疸减轻。

(3)患者无腹痛、腹胀、肝区胀痛。

(4)患者体温正常。

(5)患者肝功能逐渐正常。

(6)患者大便颜色正常。

第二节　肾移植患者的护理

一、疾病概述

(一)概念

肾移植术是指将某一个体的肾脏用外科手术移植到自己体内或另一个体体内的方法。它是治疗终末期肾脏疾病最主要的手段,适用于经其他治疗无效,须行透析治疗才能维持生命的终末期肾脏疾病患者,如慢性肾小球肾炎、慢性肾盂肾炎、多囊肾、糖尿病性肾病等发展到慢性肾衰竭终末阶段时。肾移植术基本采用异位移植,以髂窝内移植多见。

(二)肾移植的分类

1.按遗传免疫学分类

可分为自体移植、同质移植、同种异体移植和异种移植4种。

2.按移植的部位分类

可分为原位移植和异位移植。

3.按供肾的来源分

可分为活体肾移植和尸体肾移植。

(三)肾移植适应证

(1)受者的年龄:目前对受者的年龄无绝对限制,但以8～70岁较适合,高龄受者的移植效果亦较以前明显提高。

(2)原发病种类:主要是慢性肾小球肾炎最常见,其次是慢性肾盂肾炎、多囊肾、外伤、结石等,这 4 类疾病占全部移植患者的 90% 以上。

(3)终末期肾衰竭:血清肌酐值>800 $\mu moL/L$,肌酐清除率<10 mL/min。

(4)膀胱、下尿路的解剖及功能正常者。

(四)辅助检查

1.实验室检查

血常规、血型、尿常规、生化常规、肝酶、肝代谢组合、血脂组合、术前筛查组合、出凝血常规、巨细胞病毒组合、移植抗原配型,群体反应性抗体、混合淋巴细胞毒试验、大便常规。

2.心电图检查

了解患者有无心律失常、左右心房室肥大的情况,协助鉴别心脏瓣膜病、高血压病、肺源性及先天性心脏病的诊断,了解电解质紊乱等情况(例如高血钾)。

3.胸片检查

胸片检查是术前必须检查的项目之一。98% 以上的肺部疾病患者可以从胸片中发现异常现象。如发现异常需进一步行超声心动图检查,它可以提供更准确的各心腔大小的变化及心瓣膜结构及功能情况。还可以用于估计心脏的收缩和舒张功能,便于界定是否能耐受手术治疗。

4.肝胆胰脾及泌尿系统B超检查

了解各个脏器的情况。

5.胃镜检查

了解有无胃溃疡、胃炎等,便于及时治疗。

6.双肾三维螺旋计算机体层显像检查

了解患者双肾动、静脉和输尿管情况等,以便于手术血管的选择。

(五)主要治疗原则

肾移植术后治疗原则:抗排斥、预防感染、维持水电解质及出入量的平衡。

(六)药物治疗

1.应用免疫抑制剂

免疫抑制剂是对机体的免疫反应具有抑制作用的药物,能抑制与免疫反应有关细胞(T 细胞和 B 细胞等巨噬细胞)的增殖和功能,能降低抗体免疫反应的制剂。主要免疫抑制剂包括环孢素 A、他克莫司、西罗莫司、霉酚酸酯、咪唑立宾、类固醇(国产的泼尼松、进口的美卓乐)、多克隆抗体(抗淋巴细胞球蛋白及抗胸腺细胞球蛋白)、单克隆抗体(巴利昔单抗、达利珠单抗)。

2.预防感染药物的应用

主要预防细菌、病毒感染,如哌拉西林钠/他唑巴坦钠、头孢哌酮钠/舒巴坦钠、更昔洛韦等。

3.应用维持电解质平衡及营养支持类药

主要有5%葡萄糖、乳酸钠林格液、5%碳酸氢钠、20%或5%人血白蛋白、10%氯化钠、10%氯化钾等。

4.应用利尿剂

利尿剂可增加心力衰竭患者的尿钠排出,减轻体内液体潴留,降低静脉压,减轻前负荷,减轻水肿。常用的有呋塞米20~40 mg 静脉注射,或口服呋塞米20 mg,1~2次/天。

5.其他对症治疗

应用降压药、保护胃黏膜药物、降血糖药物等。

二、护理评估

(一)一般评估

1.生命体征(T、P、R、BP、SPO$_2$)

发生排斥反应时,患者体温升高、血压升高。

2.患者主诉

发生排斥反应时,患者会出现尿量减少、腹胀、食欲减退、疲倦、移植肾区疼痛等症状。

3.相关记录

将精神状况、出入量、饮食、伤口敷料、皮肤、管道、中心静脉压、体重、血糖等进行记录。

(二)身体评估

1.视诊

面部、甲床颜色有无苍白(贫血),眼睑、双下肢有无水肿或皮肤发干(脱水)及精神状态。

2.触诊

(1)移植肾区有无肿胀、疼痛(排斥反应时发生会出现,必要时结合B超结果综合考虑)。

(2)全身有无水肿:根据每天水肿部位的记录情况与患者尿量情况做动态的综合分析,判断水肿是否减轻。

（3）观察伤口敷料有无渗血、渗液及局部隆起，移植肾周及腰背部有无出现皮肤淤紫（肾周皮肤淤紫提示可能有肾周积液，必要时结合 B 超结果综合考虑）。

（4）各引流管引流通畅，固定稳妥。

3.叩诊

腹部有无腹水、腹胀。

4.听诊

腹部肠鸣音情况。

（三）心理-社会评估

当患者一旦被确诊为终末期肾病时，会出现各种心理反应，会考虑何种治疗方式对自己最有利，是透析还是移植，风险有多大，这些无疑对患者心理状态产生负面影响，如会产生抑郁、绝望等情绪。一旦获得移植的机会，又会出现很强的期待心理，通常有迫切型、迟疑型、恐惧型这几种。这就需要医护人员评估患者家庭及社会支持情况，引导患者保持正确的心态配合疾病的治疗与护理。

（四）辅助检查阳性结果评估

1.实验室检查

有无高钾、低钙、低钠，群体反应性抗体（群体反应性抗体阴性者即使不做交叉配型也可以接受移植；群体反应性抗体＞10％的受者，应做交叉配型，阴性者方可移植群体反应性抗体＞80％的受者，一般认为是移植的禁忌证）等情况。

2.特殊检查

（1）血液病毒检测：巨细胞病毒、乙型、丙型肝炎病毒及人类免疫缺陷病毒检测等。

（2）易发感染的患者进行血、尿、咽拭子培养及梅毒抗体检查等。

3.心电图

心率（律）是否有改变，心电图 ST 段是否有高钾样改变。

4.电解质

术后早期移植肾功能未恢复或出现移植肾功能延迟恢复时可出现电解质紊乱，所以需要结合出入量与生化检查结果做动态的综合分析。

(五)治疗常用药效果的评估

1.应用免疫抑制剂评估要点

(1)用药剂量、用药的方法(静脉、口服)、时间的评估与记录。

(2)血药浓度的评估:预防药物浓度过低或过高,过低引起排斥或过高引起药物中毒。

(3)免疫抑制药毒副作用的评估:感染(细菌、病毒、真菌)、骨髓抑制(白细胞、粒细胞、血小板数减少)、肝肾毒性、消化道不良反应(恶心、呕吐、溃疡、出血)、神经毒性(躁动、头痛、震颤和感觉异常)、肿瘤等。

2.应用预防感染药评估要点

(1)体温的评估:体温有无低热或高热,发热的热型、规律。

(2)使用药物的时间、剂量评估:定时、准确给药。

3.维持电解质平衡及营养支持评估要点

(1)静脉循环补液的选择:5%葡萄糖 500 mL 与乳酸钠林格液 500 mL 交替输入。

(2)尿量的评估:根据尿量调节入量,每小时入量高于出量 23～30 mL。

(3)血糖的评估:对于有糖尿病史的患者,应每 4 小时测血糖一次,根据血糖情况在 5%葡萄糖 500 mL 中加入胰岛素。

(4)水电解质的评估:每天查看临床生化结果,补充钾离子、钠离子。

三、主要护理诊断

(一)体液不足

与禁食或食欲减退,尿量多,输液不足有关。

(二)体液过多

与液体摄入量过多,肾功能欠佳(少尿或无尿)有关。

(三)营养不足

与食欲减退、胃肠道吸收不良及低蛋白饮食有关。

(四)潜在并发症

(1)出血:与术前血透患者使用低分子肝素及手术创伤、多管道引流有关。

(2)急性排斥反应:与异体肾植入、机体的免疫反应有关。

(3)感染:与手术创伤、多管道引流、使用大量免疫抑制剂、贫血、营养失调、抗生素使用不当有关。

(4)尿瘘:与吻合技术及术后营养不良、伤口愈合不良等有关。

四、主要护理措施

(一)加强消毒隔离,预防感染

(1)严格执行消毒隔离制度。

(2)保持病室干燥,开窗通风,2 次/天,30 分钟/次。

(3)室内空气消毒,2 次/天。

(4)用含氯消毒液擦拭用物,1 次/天,拖地 2 次/天。

(5)入室时穿隔离衣,戴口罩、帽子。

(6)限制探视人员。

(7)加强手卫生。

(8)术后早期禁食期间予口腔护理 2 次/天,胃肠功能恢复后餐前、餐后用硼砂液漱口,尽量不食带刺或坚硬的食物。根据患者口腔 pH 选择适当的漱口液,预防口腔感染、黏膜受损。

(二)密切观察生命体征变化

术后早期每小时测量并记录血压、脉搏、呼吸及中心静脉压。平稳后可改为每 4 小时监测和记录。体温一般不超过 38 ℃为正常。血压要求术后高于术前基础血压 2.7 kPa(20 mmHg)左右,以保证移植肾的有效血流灌注(由于患者术前多有长期高血压史,血管对稍高压力较为耐受,过低血压可能难以维持肾脏皮质的有效灌注,导致尿量减少,甚至诱发急性排斥反应)。

(三)保持出入量平衡,准确记录出入量

1.尿量

尿量是反映移植肾功能状况和体液平衡的重要指标,应准确记录每小时尿量。并根据尿量来调整输液速度,术后每小时尿量宜保持在 300 mL 以上,低于每小时 100 mL 时应引起警惕。

2.中心静脉压

可反映全身血容量与右心功能之间的关系。肾移植术后需进行连续监测,动态观察其变化以准确评估右心前负荷的情况。

3.监测引流液情况

注意引流液的量、色、性状,如引流量＞200 mL/h,持续 3 小时以上,或 3 小时的引流量＞800 mL 或颜色持续鲜红,应警惕有出血可能。观察伤口有无

渗血、淋巴漏或尿外渗等,并估计记录总出量内。

4.合理静脉输液

原则上不在手术侧的下肢及动静脉造瘘侧的肢体选择静脉穿刺点。输液原则为"量出为入"。一般 24 小时入量高于出量 500～700 mL,循环补液以糖、盐为主。如有糖尿病史的患者要根据医嘱密切监测血糖变化,并在葡萄糖液体中加入胰岛素。

(四)合理饮食

肠道功能恢复后可给予少量流质,逐步过渡到普通饮食。原则以健康饮食为基础,适量、均衡、不需大补,以低糖、低脂肪、高维生素和适量的优质蛋白为主。并严格记录饮食和饮水量,以维持出入平衡。

(五)用药护理

应严格按医嘱用药,并注意观察常用药的毒副作用,发现问题及时处理,控制输液速度等。

(六)心理护理

多关心体贴患者,使患者保持良好的情绪。当使用药物的患者出现失眠、躁动及肾移植功能延迟时尤其要加强心理指导。

(七)并发症的观察及护理

(1)排斥反应。①准确应用免疫抑制剂:定期监测血药浓度,防止因药物浓度不足而引起排斥反应。②注意主诉症状,密切观察生命体征:当患者出现体温升高、血压升高、肌酐升高、尿量减少、蛋白尿、移植肾区胀痛、触痛、乏力及情绪改变时,应考虑排斥反应的可能。③及时处理排斥反应:一旦发现及时处理。遵医嘱应用抗排斥药物,如甲泼尼龙、多克隆抗体等,观察用药效果及药物的不良反应并及时报告医师处理。

(2)移植肾的功能延迟恢复:①严格控制出入水量,维持水、电解质平衡;②维持血压的稳定;③按需行透析治疗;④积极抗排斥和抗感染治疗;⑤加强心理护理。

(3)感染。①加强基础护理:每天予口腔护理、会阴护理,保持皮肤清洁、干爽,定时给患者翻身拍背利于痰液排出。②保持引流管通畅,定期更换引流袋、引流管。严格无菌操作护理伤口,及时更换伤口敷料,保持敷料干洁。注意观察伤口皮肤有无红肿、血肿、脓肿。遵医嘱预防性应用抗生素。③预防交叉感染:医护人员应严格遵守无菌技术操作规范,做好保护性隔离措施,减少家属的探视和陪护,尽量减少外出,不接触有呼吸道感染的人群。④及时处理感染灶:一旦出现疑似感染症状时应及时处理,根据临床表现、实验室检查结果应用敏感抗生素或抗病毒药物,以便有效控制感染。

(4)出血。①防止血管吻合口破裂:采取适当的体位,避免腹压增加,指导活动的方式。②注意观察伤口和引流情况:观察手术切口有无渗血及渗血的量和速度,以及引流液的颜色及量;观察患者的血压、心率及中心静脉压的变化;患者有无主诉移植肾区胀痛等。③保持输液通畅,及时补充血容量,维持血压在正常范围,提防休克发生。④及时处理出血:一旦发现出血征象,及时报告医师并配合处理,必要时做好手术探查准备。

(5)尿瘘。①密切观察伤口渗液情况,观察伤口缝合处渗液和引流液的量、气味及导尿管引流尿量的变化等。②保持导尿管及引流管的通畅,定时更换尿袋及引流袋,每天给予会阴冲洗 2 次。③保持伤口敷料干燥,防止感染。④注意观察阴囊、会阴部及下肢是否有水肿及皮肤的情况,及时告诉医师进行处理。⑤心理护理:向患者解释尿瘘的原因及长期留置导尿管的必要性,并告诉患者积极治疗的效果。⑥拔导尿管后嘱患者每小时排尿 1 次,防止膀胱过度膨胀导致吻合口瘘。

(八)健康指导

1.建立自我护理表格,做好必要的记录

主要项目有以下几种。①体重:每天一次,最好在早饭前,大小便之后;②尿量:分别记录白天尿量和夜晚尿量,并记录 24 小时总尿量;③体温和血压:每天晨起和午后各测一次;④指导自我检查方法:如移植肾区是否有肿胀、质地变硬、压痛等,了解移植肾的大小、硬度;⑤检查结果:按检验日期先后详细记录。

2.合理安排生活和活动

合理安排生活和活动包括:①合理安排作息时间,保持愉悦的心情,做力所能及的事,术后半年可恢复正常工作;②避免不良情绪刺激,采取适当方式宣泄抑郁情绪,保持心理平衡;③适当的体育锻炼:术后半年建议进行强度小的活动,如散步、慢跑等,以后可逐渐增加活动强度。注意保护移植肾不受挤压和碰撞。

3.指导饮食

指导饮食包括:①保证优质蛋白的供给(肉类、鸡类、奶类)。②限制胆固醇、脂肪,减少煎炸、油腻及腌制食品的摄入。③控制糖的摄入,适当补钙。④避免食用可提高免疫功能的食物(白木耳、黑木耳、香菇、红枣、蜂王浆、人参、灵芝、党参、鹿茸等)。⑤多吃绿色蔬菜和水果,但注意不吃影响免疫抑制药物浓度的柚子、柚子汁、葡萄和葡萄汁等。⑥根据尿量调节饮水量,保持出入量平衡。有腹泻时可适当增加饮水量,有水肿时可适当减少饮水量。⑦注意饮食时间的安排。准时服药,根据服药时间调整饮食时间。提倡进食后 2 小时再服药或服药后 1 小时再进食,以利于药物吸收。⑧注意饮食卫生,生吃水果要洗净,饭菜要煮熟,不吃变质食物。

4.用药指导

用药指导包括:①了解服用药物的种类及作用,坚持在医师指导下服药,不得擅自服用对免疫抑制剂有拮抗作用的药物和食物。②免疫抑制剂必须准时、准量服用,根据药物浓度调整剂量,不能随意少服、漏服。若出现少服、漏服现象,应及时与医师沟通,以跟进药物浓度及密切监测是否发生排斥反应。③了解免疫抑制剂的常见不良反应,正确对待药物的不良反应。④嘱患者在使用其他药物之前,应向移植科医师咨询。

5.预防感染

预防感染包括:①避免交叉感染,尽量不去公共场所及人多嘈杂的环境,外出尽量戴口罩。②注意保暖,预防感冒。随天气变化而适时增减衣服,忌忽冷忽热。③注意个人卫生,保持衣服、被褥的清洁和干燥。居室常通风,有条件可定期消毒。不饲养宠物。④注意饮食卫生:不食生、冷、硬和不洁的食物。

6.定期复诊

告知患者终身随诊的重要性及复查的项目内容及复查的时间:①出院后 3 个月内,每周 1 次;②3~6 个月内,每两周 1 次;③半年后每月 1 次;④若病情有变化或有任何不适,应及时和医护人员联系,必要时及时就诊。

五、护理效果评估

(1)患者自觉症状好转(精神状况稳定、食欲、活动量增加)。

(2)患者眼睑、皮肤黏膜水肿消退。

(3)患者移植肾区无胀痛。

(4)患者体温正常。

(5)患者尿量正常。

(6)患者肾功能逐渐正常。

参考文献

[1] 孙艳华.外科护理研究与实践[M].天津:天津科学技术出版社,2020.

[2] 王晓艳.临床外科护理技术[M].长春:吉林科学技术出版社,2019.

[3] 刘珍.临床神经外科护理实践[M].哈尔滨:黑龙江科学技术出版社,2020.

[4] 马雯雯.现代外科护理新编[M].长春:吉林科学技术出版社,2019.

[5] 李旸.神经外科护理思维实践[M].北京:科学技术文献出版社,2020.

[6] 刘毅.外科护理技术指导[M].北京/西安:世界图书出版公司,2019.

[7] 张阳.外科护理学理论基础与进展[M].北京:科学技术文献出版社,2020.

[8] 石会乔,魏静.外科疾病观察与护理技能[M].北京:中国医药科技出版社,2019.

[9] 傅晓君.普外科护理查房案例精选[M].杭州:浙江大学出版社,2020.

[10] 邹静,翟义,吕明欣.现代外科常见病护理新进展[M].汕头:汕头大学出版社,2019.

[11] 王磊.临床外科疾病护理[M].北京:科学技术文献出版社,2020.

[12] 狄树亭,董晓,李文利.外科护理[M].北京:中国协和医科大学出版社,2019.

[13] 刘玉银.临床外科诊疗与护理[M].长春:吉林科学技术出版社,2020.

[14] 鲁昌盛.外科护理[M].长沙:中南大学出版社,2019.

[15] 张秀萍.外科疾病临床护理[M].天津:天津科学技术出版社,2020.

[16] 刘海霞.外科护理[M].北京:科学出版社,2019.

[17] 陈霞.普通外科疾病护理与技术[M].北京:科学技术文献出版社,2020.

[18] 郭胜利.外科护理实训[M].郑州:郑州大学出版社,2019.

[19] 丁晓东.神经外科疾病诊疗与护理[M].北京:科学技术文献出版社,2020.

[20] 王慧.临床外科护理技术与应用[M].长春:吉林科学技术出版社,2019.

［21］马迪迪.外科疾病护理理论与实践［M］.北京:科学技术文献出版社,2020.

［22］张莉.神经外科实用临床护理［M］.北京:科学技术文献出版社,2020.

［23］鹿风云.实用外科常见病护理指导［M］.哈尔滨:黑龙江科学技术出版社,2020.

［24］王梅.实用神经外科临床护理要点［M］.长春:吉林科学技术出版社,2020.

［25］来成军.临床泌尿外科疾病诊治与护理［M］.长春:吉林科学技术出版社,2020.

［26］刘勇.外科常见病诊疗及护理技术［M］.长春:吉林科学技术出版社,2020.

［27］卢惠娟,田建丽,张咏梅.外科护理学［M］.北京:科学技术文献出版社,2020.

［28］李远珍,姚珺.外科护理学［M］.北京:人民卫生出版社,2020.

［29］曾谷清,卢中秋,汤珺.外科护理学［M］.长沙:中南大学出版社,2020.

［30］李延栋,刘敏.外科护理学［M］.天津:天津科学技术出版社,2020.

［31］刘永刚.实用外科手术与护理［M］.北京:科学技术文献出版社,2019.

［32］米树文,王锡娟.外科护理学［M］.长沙:中南大学出版社,2020.

［33］杜仕秀.临床普外科疾病护理［M］.长春:吉林科学技术出版社,2019.

［34］喻友军,赵小义.外科护理学［M］.北京:科学出版社,2020.

［35］李勇,郑思琳.外科护理［M］.北京:人民卫生出版社,2019.

［36］魏先娟.护理标识在泌尿外科护理安全管理中的应用效果［J］.中外女性健康研究,2020(20):128-129.

［37］邵爱平.临床护理路径在骨科护理中的疗效研究［J］.实用临床护理学杂志,2020(3):31.

［38］玉香罕.细节护理在神经外科护理中应用［J］.世界最新医学信息文摘,2019(75):110.

［39］何静.探究护理责任制在肝胆外科护理质量改进中的应用效果［J］.世界最新医学信息文摘,2019(85):164.

［40］满都来.探讨术前准备在医院手术室优质护理实践中的应用体会［J］.世界最新医学信息文摘,2019(87):318.